GLÆÐA HÚÐ ELDHÚÐIÐ

100 uppskriftir til að næra húðina innan frá

Freyr Blöndal

Höfundarréttarefni ©2024

Allur réttur áskilinn

Engan hluta þessarar bókar má nota eða senda á nokkurn hátt eða á nokkurn hátt án skriflegs samþykkis útgefanda og höfundarréttarhafa, nema stuttar tilvitnanir sem notaðar eru í umsögn. Þessi bók ætti ekki að koma í staðinn fyrir læknisfræðilega, lögfræðilega eða aðra faglega ráðgjöf.

EFNISYFIRLIT _

EFNISYFIRLIT _..3
KYNNING..8
MORGUNMATUR OG BRUNCH...10
1. BÓKHVEITI CREPES...11
2. HEILANDI MORGUNVERÐUR LASSI....................................13
3. HIRSI VÖFFLUR...15
4. TÓFÚ OG GRÆNKÁL SKRÖKVA..17
5. ÁVEXTIR OG KÍNÓA PRÓTEINHAFRAR..............................20
6. EPLI KORN..22
7. BLÓMKÁLSFYLLT PARATHA...24
8. SPÍNATFYLLT PARATHA...26
9. GRÆÐANDI SPRUNGIÐ HVEITI MEÐ KASJÚHNETUM........28
10. SPLIT GRAM & LINSU CREPES...31
11. HEILANDI KJÚKLINGABAUNAMJÖL CRÊPES...................34
12. RJÓMAKREM ÚR HRÍSGRJÓNUM.....................................37
13. MASALA TOFU SCRAMBLE..40
14. CAROM FRÆ PÖNNUKÖKUR...42
15. HEILANDI APRÍKÓSU OG BASIL SMOOTHIE....................44
16. JAGGERY PÖNNUKÖKUR...46
17. VALHNETUGRAUTUR...48
18. KANILL KÍNÓA MEÐ FERSKJUM.......................................50
19. KÍNÓAGRAUTUR..52
20. HEILANDI TE..54

21. ÞISTILHJÖRTUVATN..56
22. GULLMÖNDLU- OG TÚRMERIKMJÓLK...................................58
FORRÉTTIR OG SNARL..60
23. OKRA OG GÚRKUBITAR..61
24. SÆTAR KARTÖFLUR MEÐ TAMARIND.....................................63
25. MÖNDLUSTANGIR...65
26. FÍKJUFYLLTAR PERUR..67
27. KRYDDKÚLUR..69
28. SELLERÍ SNAKK...71
29. SPIRULINA KÚLUR...73
30. P , P OG P SNARL..75
31. LAUKKEX...77
32. GULT BLÓMKÁL , PIPAR SALAT..79
33. KRYDDAÐ HELLUBORÐSPOPP..81
34. MASALA PAPAD..83
35. RISTAR MASALA HNETUR..85
36. CHAI-KRYDDAÐAR RISTAÐAR MÖNDLUR OG KASJÚHNETUR....87
37. KRYDDAÐIR KJÚKLINGABAUNAPOPPAR....................................89
38. BAKAÐIR GRÆNMETISFERNINGAR.......................................91
39. KRYDDAÐAR SÆTAR KARTÖFLUR..94
AÐALRÉTTUR: GRÆNMETI...97
40. KRYDDAÐ TÓFÚ OG TÓMATAR..98
41. KÚMEN KARTÖFLUKÁSSA...101
42. SINNEPSFRÆ KARTÖFLUKÁSSA..103
43. HEILUN P EA OG HVÍTKÁL _..105
44. HVÍTKÁL MEÐ SINNEPSFRÆJUM OG KÓKOSHNETU........................107

45. STRENGJABAUNIR MEÐ KARTÖFLUM..................109
46. EGGALDIN MEÐ KARTÖFLUM....................112
47. MASALA RÓSAKÁL........................115
48. GRÍSKT BLÓMKÁL........................117
49. RJÓMAKENNT KÚRBÍTSPASTA.................119
50. KÚRBÍT MEÐ GRASKERSPESTÓ................121
51. DILLAÐUR KÚRBÍT PILAF...................123
52. COUSCOUS CREMINI PILAF..................125
53. HEILANDI ASPAS RISOTTO..................128
54. BULGUR MEÐ GRASKERSSÓSU................131
AÐALRÉTTUR: BÆLJUR OG KORN..................133
55. BELGJURTASALAT _.....................134
56. MASALA BAUNIR OG GRÆNMETI.............136
57. HEILT BAUNASALAT MEÐ KÓKOSHNETU........138
58. KARRÍBAUNIR EÐA LINSUBAUNIR............140
59. LINSUBAUNIR MEÐ KARRÝLAUFUM...........143
60. GOAN LINSUBAUNAKÓKOS _ KARRÍ..........146
61. CHANA MASALA BELGJURTIR...............149
62. HÆGT ELDAÐAR BAUNIR OG LINSUBAUNIR....152
63. CHANA OG SPLIT MOONG DAL MEÐ PIPARFLÖGUM...154
64. BRÚN HRÍSGRJÓN OG ADZUKI BEAN DHOKLA...157
65. MUNG BAUNIR OG HRÍSGRJÓN MEÐ GRÆNMETI...160
66. HRÆRIÐ GRÆNMETI....................162
67. SPÆNSKAR KJÚKLINGABAUNIR OG PASTA.....164
68. HÚFULAUST PASTA......................167
69. BRÚN HRÍSGRJÓN RISOTTO................169

70. QUINOA TABBOULE HA..171

71. HIRSI, HRÍSGRJÓN OG GRANATEPLI.........................173

AÐALRÉTTUR: KARRI...175

72. GRASKER KARRÝ MEÐ KRYDDUÐUM FRÆJUM.......176

73. OKRA KARRÍ...179

74. GRÆNMETIS KÓKOS KARRÝ.....................................181

75. BASIC GRÆNMETISKARRÍ..183

76. BLACK EYE BEAN OG KÓKOS CURRY.......................185

77. BLÓMKÁL KÓKOS KARRÝ..188

78. BLÓMKÁL OG KARTÖFLUKARRÍ................................190

79. KARTÖFLUR, BLÓMKÁL OG TÓMATAR KARRÝ.........192

80. BLANDAÐ GRÆNMETI OG LINSUKARRÝ..................194

81. TÓMATKARRÍ...196

82. HVÍTT GRASAKARRÝ..198

83. KARRÍ VETRARMELÓNA..200

84. KARRÍ INNBLÁSIÐ AF SAMBHAR-HELLUBORÐI.......202

85. PUNJABI KARRÍBAUNIR OG LINSUBAUNIR..............205

86. SPÍNAT, SQUASH & TÓMATKARRÍ............................208

EFTIRLITIR..211

87. CAROB MOUSSE MEÐ AVÓKADÓ............................212

88. KRYDDUÐ MÓRBER OG EPLI...................................214

89. SNILLDAR GULRÓTARKAKA......................................216

90. TRÖNUBERJAKREM..218

91. BANANA-, GRANÓLA- OG BERJAPARFAÍTAR..........220

92. BLÁBERJA & FERSKJA STÖKK..................................222

93. HAFRAMJÖL BRÛLÉE..224

94. FJÖLBREYTT BER GRANITA..226
95. VEGAN ÓSYKRAÐ GRASKERSÍS...228
96. FROSINN ÁVAXTARJÓMI..230
97. AVÓKADÓBÚÐINGUR...232
98. CHILI OG VALHNETURÚLLUR...234
99. HEILANDI EPLAKAKA..236
100. KÓKOS- OG APPELSÍNUVATNSMAKRÓNUR.........................239
NIÐURSTAÐA..241

KYNNING

Stígðu inn í "GLÆÐA HÚÐ ELDHÚÐIÐ," ríki þar sem matargerðarlist mæta húðumhirðu, og býður þér 100 uppskriftir sem eru hannaðar til að næra húðina innan frá. Þessi matreiðslubók er leiðarvísir þinn til að nýta kraftinn í heilnæmum hráefnum, ofurfæðu og sérfróðum uppskriftum til að stuðla að geislandi, heilbrigðri húð. Vertu með þegar við leggjum af stað í ferðalag til að uppgötva víxl næringar og húðumhirðu, búðu til samræmda blöndu sem eykur vellíðan þína og fegurð.

Ímyndaðu þér eldhús fyllt af lifandi ávöxtum, grænmeti og næringarpökkuðum hráefnum, hvert valið til að styðja við heilsu og lífsþrótt húðarinnar. "GLÆÐA HÚÐ ELDHÚÐIÐ" er ekki bara safn uppskrifta; þetta er heildræn nálgun á húðumhirðu sem viðurkennir mikilvægi þess að næra líkamann innan frá. Hvort sem þú ert að leitast við að takast á við sérstakar húðvandamál, auka yfirbragð þitt í heild eða einfaldlega láta undan dýrindis og húðelskandi máltíðir, eru þessar uppskriftir gerðar til að breyta eldhúsinu þínu í griðastað fyrir geislandi og hamingjusama húð.

Allt frá andoxunarefnum ríkum smoothies til kollagenhvetjandi salata, og frá omega-3 pakkaðri forréttum til yndislegra eftirrétta með húðbætandi eiginleika, hver uppskrift er hátíð samverkunar næringar og húðumhirðu. Hvort sem þú ert áhugamaður um húðvörur eða mataráhugamaður sem hefur áhuga á að kanna fegurðarávinning máltíða þinna, þá er „GLÆÐA HÚÐ ELDHÚÐIÐ" þitt besta úrræði til að búa til húðvörurútínu sem byrjar á disknum þínum.

Vertu með okkur þegar við kafum inn í heim fegurðaruppörvandi matvæla, þar sem hver réttur er vitnisburður um þá hugmynd að heilbrigð, geislandi húð byrjar með valinu sem þú velur í eldhúsinu þínu. Safnaðu því næringarríku hráefninu þínu, faðmaðu kraft matarins sem lyf og við skulum næra leið okkar til hamingjusamrar, glóandi húðar með "GLÆÐA HÚÐ ELDHÚÐIÐ."

MORGUNMATUR OG BRUNCH

1. Bókhveiti Crepes

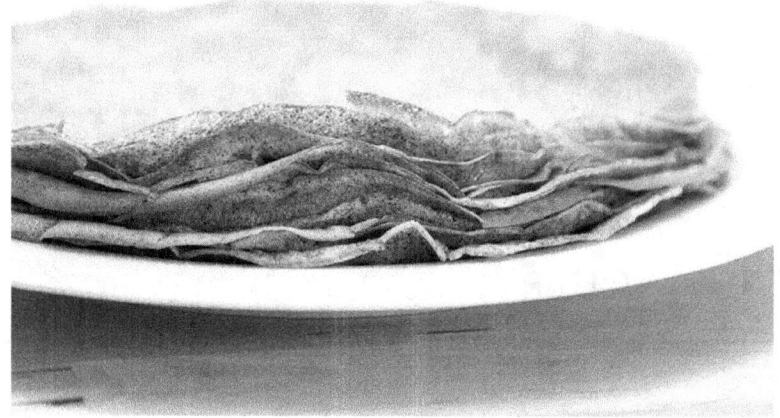

Gerir: 3 crepes

Hráefni:
- ½ bolli vatn
- ¼ tsk engiferduft
- 1 tsk malað hörfræ
- ½ bolli bókhveiti
- ½ tsk kanill
- Vegan smjör til eldunar

LEIÐBEININGAR:
a) Blandið öllu hráefninu saman í skál. Látið blönduna standa í 8-10 mínútur.
b) Þegar tilbúið er að elda, setjið vegan smjör á pönnu á miðlungshita.
c) Taktu þrjár matskeiðar af deigi og dreifðu því þunnt með bakinu á skeið.
d) Þegar loftbólur byrja að birtast á efri hliðinni skaltu snúa crepe varlega og elda hina hliðina í nokkrar mínútur.

2.Heilandi morgunverður Lassi

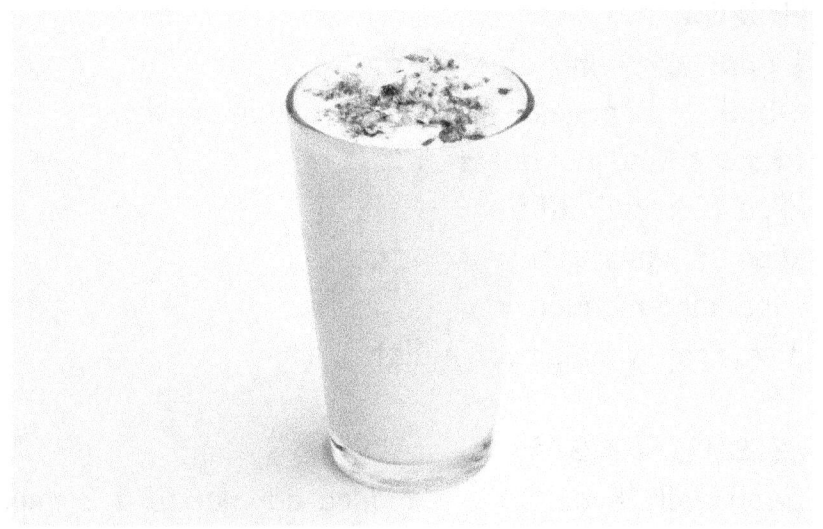

Gerir: 2 skammta

Hráefni:
- ½ bolli kókos-möndlujógúrt
- ½ bolli af hreinsuðu síuðu vatni eða lindarvatni
- 1 holótt Medjool döðla
- klípa túrmerikduft
- klípa af kanildufti
- klípa kardimonuduft
- 3 saffranstimplar valfrjálst

LEIÐBEININGAR:

a) Setjið allt hráefnið í blandara og blandið í 2 mínútur þar til það er slétt.
b) Drekkið strax.

3. Hirsi vöfflur

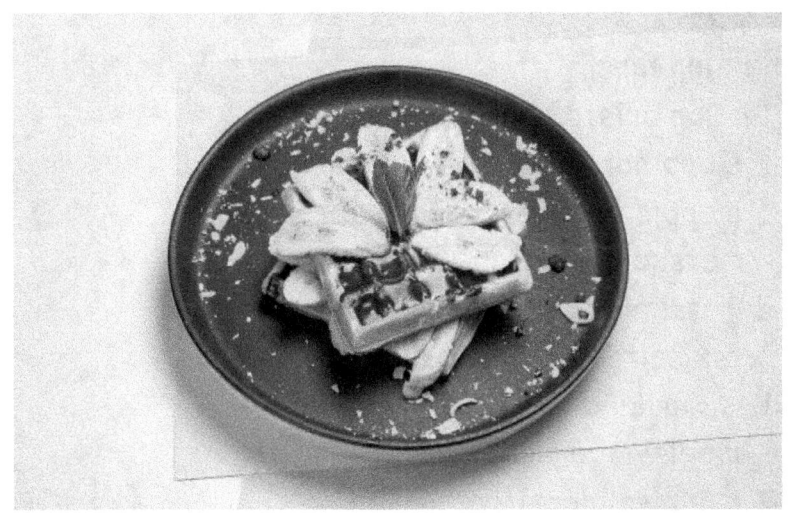

Gerir: 4

HRÁEFNI:
- 1 c upp hirsi
- 1 c upp óristað bókhveiti
- ¼ c upp hörfræ
- ¼ c upp rifnar ósykraðar kókosflögur
- 2 matskeiðar melass eða agave
- 2 matskeiðar óhreinsuð kókosolía
- ½ tsk salt
- 1 tsk malaður kanill
- 1 appelsínubörkur
- ¼ c upp sólblómafræ
- Súkkulaðisíróp

LEIÐBEININGAR:
a) Setjið hirsi, bókhveiti og hör í fat og bætið við vatni; látið standa yfir nótt og skola síðan af.
b) Settu kornin í blandara með nægu vatni til að hylja kornin.
c) Blandið saman afganginum, að sólblómafræjunum undanskildum.
d) Blandið saman til að gera þykkt deig.
e) Setjið smá deig í heitan vöffluvél.
f) Stráið sólblómafræjum yfir deigið og bakið samkvæmt leiðbeiningum framleiðanda.
g) Berið fram með eða án uppáhalds áleggsins.

4. Tófú og grænkál skrökva

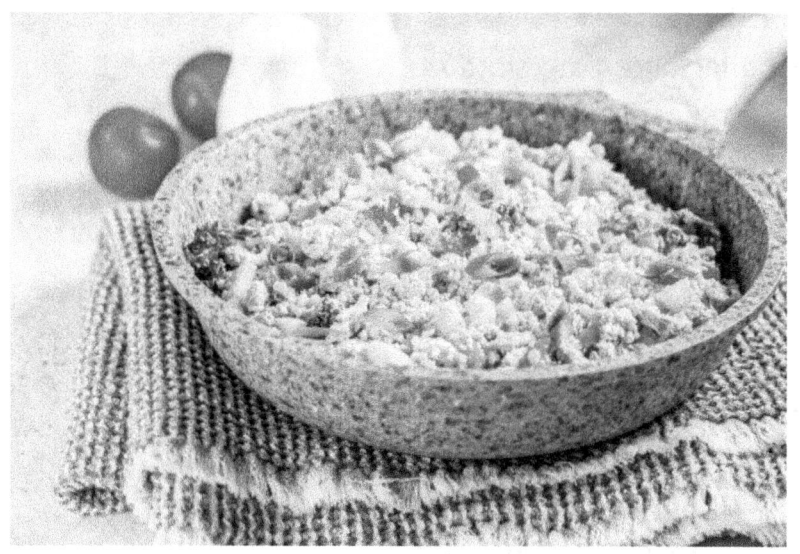

Gerir: 2

HRÁEFNI:
- 2 bollar grænkál, saxað
- 2 matskeiðar ólífuolía
- 8 aura extra-stíft tofu, tæmt og mulið
- ¼ rauðlaukur, þunnt sneið
- ½ rauð paprika, þunnar sneiðar

SÓSA
- Vatn
- ¼ matskeiðar túrmerik
- ½ matskeið sjávarsalt
- ½ matskeiðar malað kúmen
- ½ matskeiðar hvítlauksduft
- ¼ matskeiðar chili duft

TIL AFREISNUNAR
- Morgunmatskartöflur, eða ristað brauð
- Salsa
- Cilantro
- Sterk sósa

LEIÐBEININGAR:
SÓSA
a) Blandið þurru kryddunum saman í fat með nægu vatni til að búa til hellandi sósu. Leggið til hliðar.
b) Hitið ólífuolíu á pönnu og steikið lauk og rauð paprika.
c) Hrærið grænmetinu saman við og kryddið með salti og pipar.
d) Eldið í 5 mínútur, eða þar til það er mjúkt.

e) Bætið grænkáli út í og setjið lok á í 2 mínútur til að gufa.
f) Færðu grænmetið á aðra hliðina á pönnunni og bætið tófúinu út í.
g) Eftir 2 mínútur, bætið sósunni út í og hrærið hratt til að dreifa sósunni jafnt.
h) Eldið í 6 mínútur til viðbótar, eða þar til tofuið er léttbrúnt.
i) Berið fram með morgunmatskartöflum eða brauði.

5. Ávextir og kínóa próteinhafrar

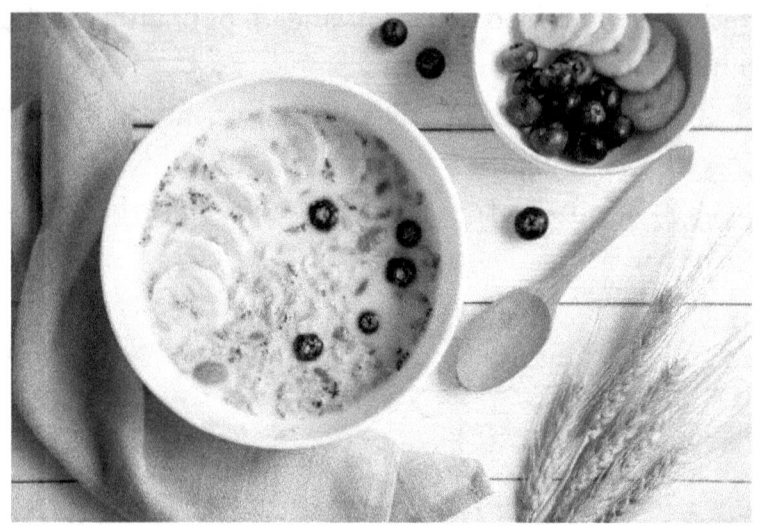

Gerir: 1

HRÁEFNI:
- ¼ bolli flögur glútenlaus hafrar
- ¼ bolli soðið kínóa
- 2 matskeiðar náttúrulegt vanillu vegan próteinduft
- 1 matskeið malað hörfræ
- 1 matskeiðar kanill
- ¼ banani, stappaður
- Nokkrir dropar af fljótandi stevíu
- ¼ bolli hindber
- ¼ bolli bláber
- ¼ bolli sneiðar ferskjur
- ¾ bolli ósykrað möndlumjólk

Álegg:
- ristað kókos
- möndlusmjör
- möndlur
- þurrkaðir ávextir
- ferskum ávöxtum

LEIÐBEININGAR:
a) Blandið höfrum, kínóa, próteindufti, möluðu höri og kanil saman og hrærið til að sameinast
b) Bætið við maukuðum banana, stevíu, berjum og ferskjum.
c) Bætið möndlumjólkinni út í og blandið hráefninu saman.
d) Geymið í kæli yfir nótt.
e) Berið fram kalt!

6. Epli korn

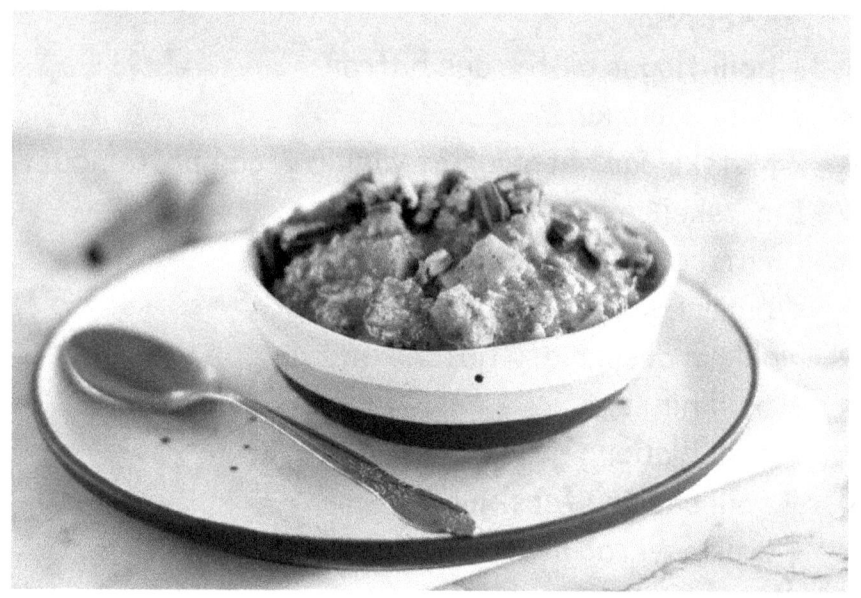

Gerir: 1 skammt

Hráefni:
- 1 epli
- 1 pera
- 2 sellerístangir
- 1 matskeið vatn
- Klípa kanil

LEIÐBEININGAR:
a) Skerið eplið, peruna og selleríið í bita og setjið í blandara.
b) Blandið ávöxtum og grænmeti saman við vatn í slétt samkvæmni.
c) Kryddaðu það með kanil ef þú vilt.

7.Blómkálsfyllt Paratha

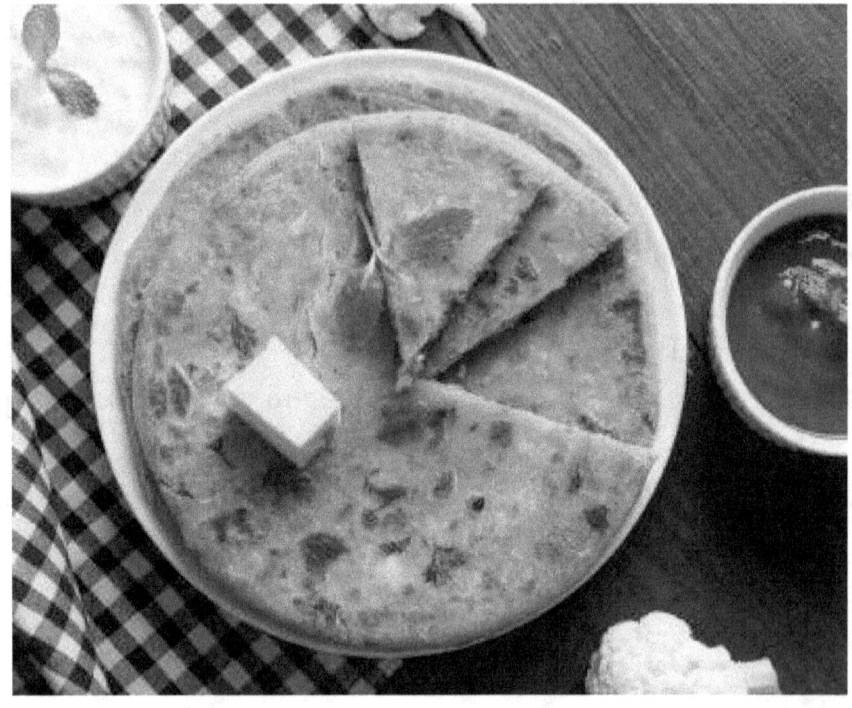

Gerir: 12

HRÁEFNI:
- 2 bollar rifið blómkál
- 1 tsk gróft sjávarsalt
- ½ tsk garam masala
- ½ tsk túrmerikduft
- 1 lota af glútenlausu Roti deigi

LEIÐBEININGAR:
a) Blandið blómkálinu, salti, garam masala og túrmerik í djúpa skál.
b) Taktu hluta á stærð við golfkúlu úr roti deiginu og rúllaðu honum á milli lófanna.
c) Flettu það út í lófana og rúllaðu því út á bretti.
d) Setjið skeið af blómkálsfyllingu í miðju deigsins.
e) Brjótið allar hliðar inn þannig að þær hittist í miðjunni.
f) Dusta ferningurinn í glútenfríu hveiti .
g) Fletjið það út aftur þar til það er þunnt og kringlótt.
h) Hitið pönnu, bætið svo parathasinu út í og eldið í 30 sekúndur, eða þar til það er stíft.
i) Snúið við og eldið í 30 sekúndur.
j) Olíu og eldið þar til báðar hliðar eru aðeins brúnar.

8. Spinatfyllt Paratha

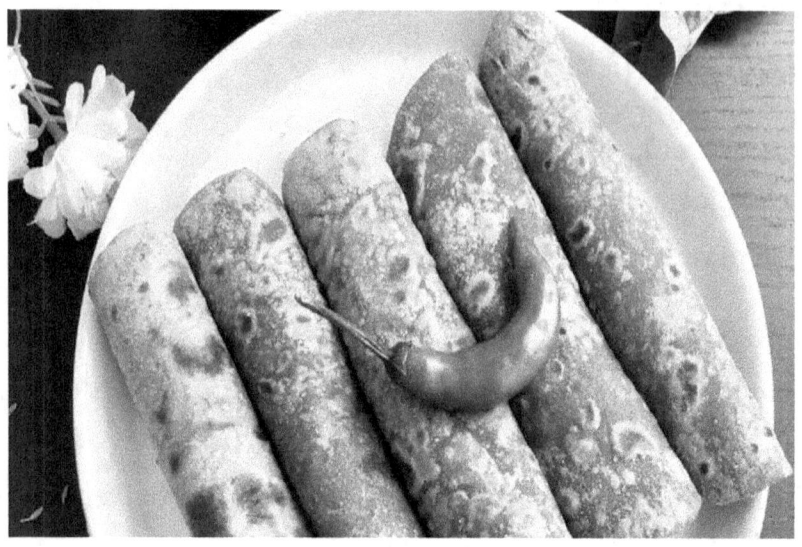

Gerir: 20-24

HRÁEFNI:
- 1 bolli af vatni
- 3 bollar glútenlaust paratha hveiti
- 2 bollar ferskt spínat, snyrt og smátt saxað
- 1 tsk gróft sjávarsalt

LEIÐBEININGAR:
a) Blandið glútenlausu hveiti og spínati saman í matvinnsluvél.
b) Bætið vatni og salti saman við og blandið þar til deigið verður klístrað.
c) Hnoðið í nokkrar mínútur á yfirborði þar til það er slétt.
d) Taktu deigstykki á stærð við golfkúlu og rúllaðu því á milli lófanna.
e) Rúllaðu því út á yfirborð eftir að hafa þrýst því á milli lófanna til að fletja það nokkuð út.
f) Eldið á þungri pönnu í 30 sekúndur áður en því er snúið við.
g) Bætið við olíu og eldið þar til allar hliðar eru orðnar vel brúnaðar.

9. Græðandi sprungið hveiti með kasjúhnetum

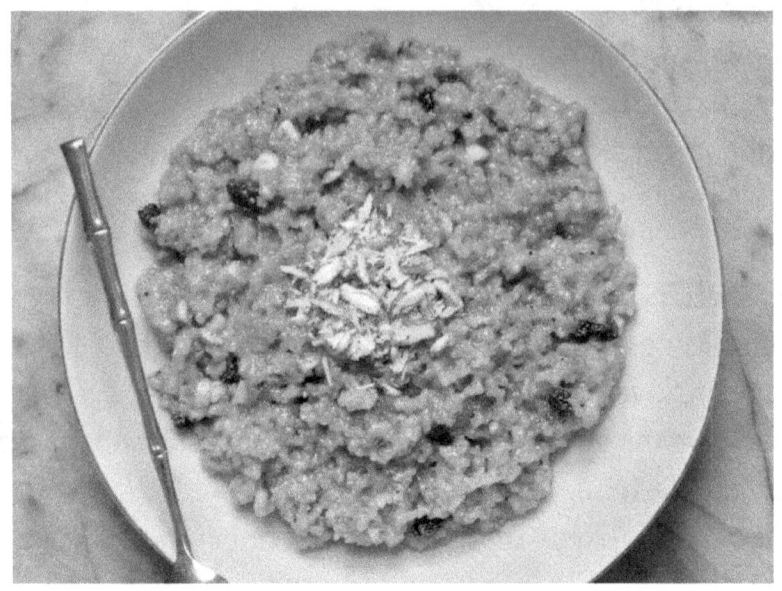

Gerir: 3 skammta

HRÁEFNI:
- Safi úr 1 sítrónu
- 1 bolli sprungið hveiti
- ½ gulur eða rauðlaukur, afhýddur og skorinn í teninga
- 1 tsk gróft sjávarsalt
- 2 bollar sjóðandi vatn
- 1 gulrót, afhýdd og skorin í teninga
- 1 matskeið olía
- 1 taílenskur, serrano eða cayenne chiles,
- ¼ bolli hráar kasjúhnetur, þurrristaðar
- 1 tsk svört sinnepsfræ
- 4 karrýlauf, gróft skorin
- ½ bolli baunir, ferskar eða frosnar

LEIÐBEININGAR:
a) Þurristið hveitið í 7 mínútur, eða þar til það er brúnt.
b) Hitið olíuna í stórum, þungum potti.
c) Bætið sinnepsfræjunum út í og látið malla í 30 sekúndur, eða þar til þau eru suðandi.
d) Steikið karrýlaufin, laukinn, gulrótina, erturnar og chili í 3 mínútur.
e) Bætið hveiti, kasjúhnetum og salti saman við og blandið vel saman.
f) Bætið sjóðandi vatni út í blönduna.
g) Látið malla án loks þar til vökvinn er alveg frásoginn.
h) Í lok eldunartímans er sítrónusafanum bætt út í.

i) Setjið til hliðar í 15 mínútur til að leyfa bragðinu að blandast saman.

10. Split Gram & Linsu Crepes

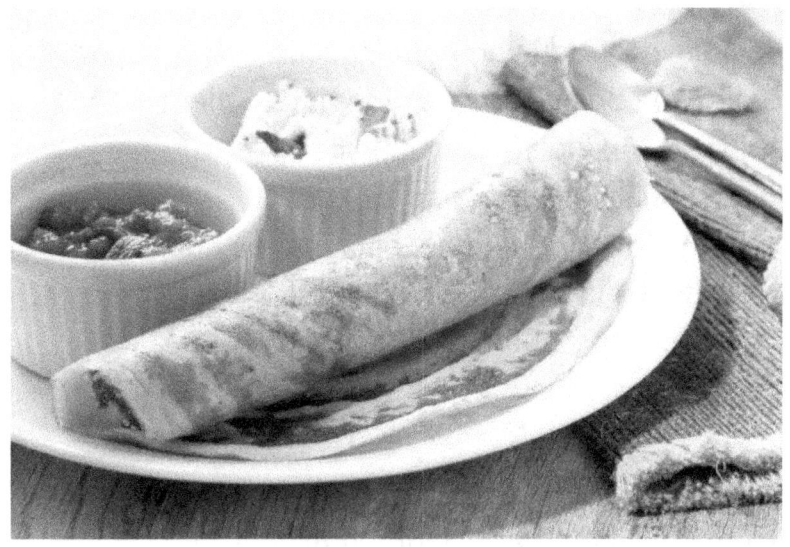

Gerir: 3

HRÁEFNI:

- ½ laukur, afhýddur og helmingaður
- 1 bolli brún basmati hrísgrjón, lögð í bleyti
- 2 matskeiðar klofið gramm, lagt í bleyti
- ½ tsk fenugreek fræ, liggja í bleyti
- ¼ bolli heilar svartar linsubaunir með húð, liggja í bleyti
- 1 tsk gróft sjávarsalt, skipt
- Olía, til pönnusteikingar
- 1½ bolli vatn

LEIÐBEININGAR:

a) Púlsið linsubaunir og hrísgrjón með vatni.
b) Leyfið deiginu að gerjast í 6 til 7 klukkustundir á aðeins heitum stað.
c) Hitið pönnu yfir meðalhita.
d) Dreifið 1 tsk af olíu á pönnuna.
e) Þegar pannan er orðin heit skaltu stinga gaffli í óskorinn, ávöl hluta lauksins.
f) Nuddaðu afskorna helminginn af lauknum fram og til baka yfir pönnuna þína á meðan þú heldur í gaffalhandfanginu.
g) Geymið litla skál af olíu á hliðinni með skeið til að nota síðar.
h) Hellið deiginu í miðjuna á heitu, forhitaðri pönnunni.
i) Gerðu hægar hreyfingar réttsælis með bakinu á sleifinni frá miðju að ytri brún pönnunnar þar til deigið verður þunnt og kreppulíkt.

j) Hellið þunnum straum af olíu í hring í kringum deigið með skeið.
k) Eldið dosa þar til það er aðeins brúnt.
l) Snúið við og eldið hina hliðina líka.
m) Berið fram með kryddðum jeera eða sítrónukartöflum, kókoshnetu chutney og sambhar.

11. Heilandi kjúklingabaunamjöl Crêpes

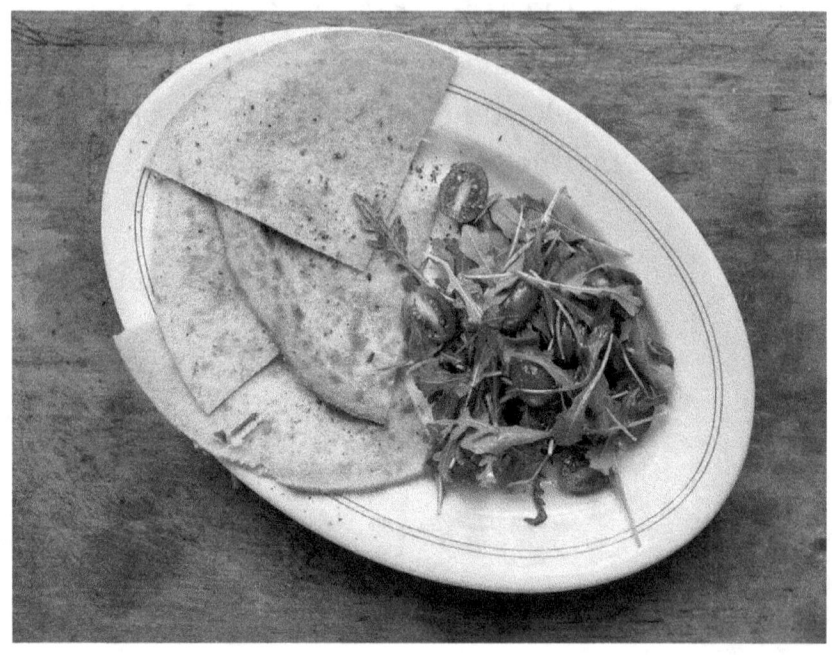

Gerir: 8

HRÁEFNI:
- ½ tsk malað kóríander
- ½ tsk túrmerikduft
- 2 grænir tælenskur, serrano eða cayenne chiles, saxaðir
- ¼ bolli þurrkuð fenugreek lauf
- 2 bollar grömm af hveiti
- 1 tsk rautt chile duft eða cayenne
- Olía, til pönnusteikingar
- 1 stykki engiferrót, afhýdd og rifin eða söxuð
- ½ bolli ferskt kóríander, hakkað
- 1 tsk gróft sjávarsalt
- 1½ bolli vatn
- 1 laukur, afhýddur og saxaður

LEIÐBEININGAR:
a) Í stórri hrærivélarskál, blandaðu saman grammhveiti og vatni þar til það er slétt. Setja til hliðar.
b) Blandið restinni af hráefnunum saman við, nema olíunni.
c) Hitið pönnu yfir meðalhita.
d) Dreifið ½ teskeið af olíu yfir pönnu.
e) Hellið deiginu í miðju formsins.
f) Dreifið deiginu í hringlaga, réttsælis hreyfingu frá miðju og út á pönnuna með bakinu á sleifinni til að gera þunna, kringlótta pönnuköku.
g) Eldið pokann í um það bil 2 mínútur á annarri hliðinni, snúið henni svo við til að elda á hinni hliðinni.

h) Þrýstið niður með spaðanum til að tryggja að miðjan sé líka soðin í gegn.
i) Berið fram með myntu eða ferskjuchutney til hliðar.

12. Rjómakrem úr hrísgrjónum

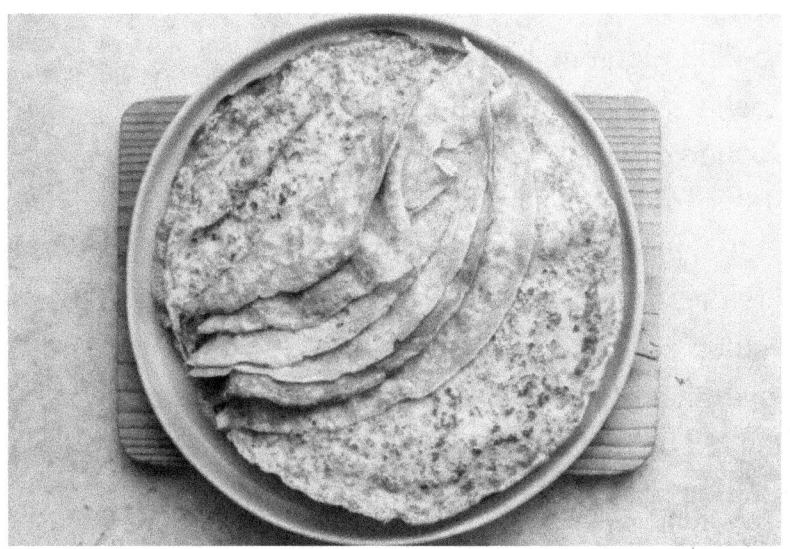

Gerir: 6 skammta

HRÁEFNI:
- 3 bollar rjómi af hrísgrjónum
- 2 bollar ósykrað venjuleg sojajógúrt
- 3 bollar af vatni
- 1 tsk gróft sjávarsalt
- ½ tsk malaður svartur pipar
- ½ tsk rautt chile duft eða cayenne
- ½ gulur eða rauðlaukur, afhýddur og skorinn í sneiðar
- 1 grænn tælenskur, serrano eða cayenne chile, saxaður
- Olía, til að steikja á pönnu, sett til hliðar í fati
- ½ laukur, afhýddur og helmingaður

LEIÐBEININGAR:
a) Blandið saman rjómanum af hrísgrjónum, jógúrt, vatni, salti, svörtum pipar og rauðu chili dufti í stóra blöndunarskál og setjið til hliðar í 30 mínútur til að gerjast aðeins.
b) Bætið lauknum og chiles út í og blandið varlega saman.
c) Hitið pönnu yfir meðalhita.
d) Hitið 1 teskeið af olíu á pönnunni.
e) Þegar pannan er orðin heit skaltu stinga gaffli í óskorinn, ávöl hluta lauksins.
f) Nuddaðu afskorna helminginn af lauknum fram og til baka yfir pönnuna þína.
g) Geymið laukinn með gafflinum í hann til að nota á milli skammta.
h) Hellið nægu deigi í miðjuna á heitu, tilbúnu pönnunni.

i) Gerðu hægar hreyfingar réttsælis með bakinu á sleifinni frá miðju að ytri brún pönnunnar þar til deigið verður þunnt og kreppulíkt.
j) Hellið þunnum straum af olíu í hring í kringum deigið með skeið.
k) Eldið dosa þar til það er létt brúnt og byrjar að dragast frá pönnunni.
l) Eldið hina hliðina líka.

13. Masala Tofu Scramble

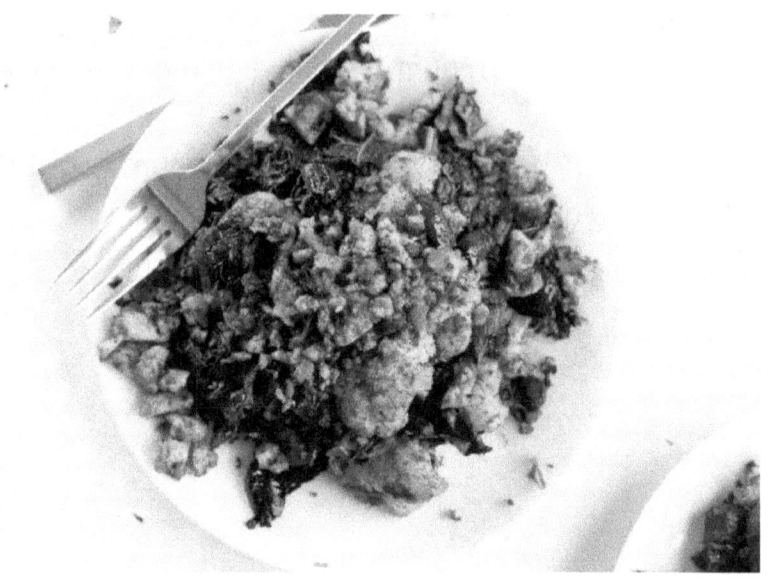

Gerir: 2 skammta

HRÁEFNI:
- 14 únsa pakki af extra þéttu lífrænu tofu, mulið
- 1 matskeið olía
- 1 tsk kúmenfræ
- ½ laukur, afhýddur og saxaður
- 1 stykki engiferrót, afhýdd og rifin
- 1 grænn tælenskur, serrano eða cayenne chile, saxaður
- ½ tsk túrmerikduft
- ½ tsk rautt chile duft eða cayenne
- ½ tsk gróft sjávarsalt
- ½ tsk svart salt
- ¼ bolli ferskt kóríander, hakkað

LEIÐBEININGAR:
a) Hitið olíuna á þungri, flatri pönnu yfir miðlungshita.
b) Bætið kúmeninu út í og sjóðið í 30 sekúndur, eða þar til fræin eru að malla.
c) Bætið lauknum, engiferrótinni, chiles og túrmerik út í.
d) Eldið og brúnið í 2 mínútur, hrærið oft.
e) Blandið tófúinu vandlega saman við.
f) Kryddið með rauðu chili dufti, sjávarsalti, svörtu salti og kóríander.
g) Sameina vandlega.
h) Berið fram með ristuðu brauði eða vafinn inn í heitt roti eða paratha.

14. Carom Fræ pönnukökur

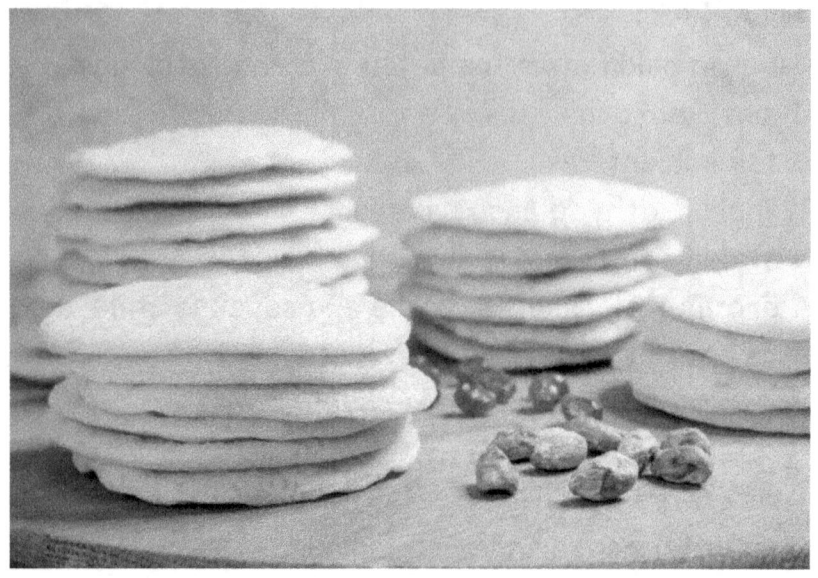

Gerir: 4

HRÁEFNI:
- 1 bolli glútenlaust hveiti
- 2 matskeiðar jurtaolía
- 1 bolli sojajógúrt
- $\frac{1}{4}$ rauðlaukur, afhýddur og smátt saxaður
- Salt, eftir smekk
- Vatn við stofuhita, eftir þörfum
- $\frac{1}{4}$ tsk lyftiduft
- $\frac{1}{4}$ tsk carom fræ
- 1 rauð paprika, fræhreinsuð og smátt skorin
- $\frac{1}{2}$ tómatur, fræhreinsaður og smátt saxaður

LEIÐBEININGAR:
a) Blandið saman hveiti, sojajógúrt og salti; blandið vel saman.
b) Bætið við nægu vatni til að pönnukökudeigið nái þykktinni.
c) Bætið lyftiduftinu út í. Setja til hliðar.
d) Blandið saman karómómafræjum, lauk, papriku og tómötum í blöndunarskál.
e) Hitið pönnu með nokkrum dropum af olíu.
f) Setjið $\frac{1}{4}$ bolla af deigi í miðju pönnu.
g) Á meðan pönnukakan er enn blaut skaltu bæta álegginu þínu við.
h) Dreypið nokkrum dropum af olíu yfir brúnirnar.
i) Snúið pönnukökunni við og eldið í 2 mínútur í viðbót.
j) Berið fram heitt.

15. Heilandi apríkósu og basil Smoothie

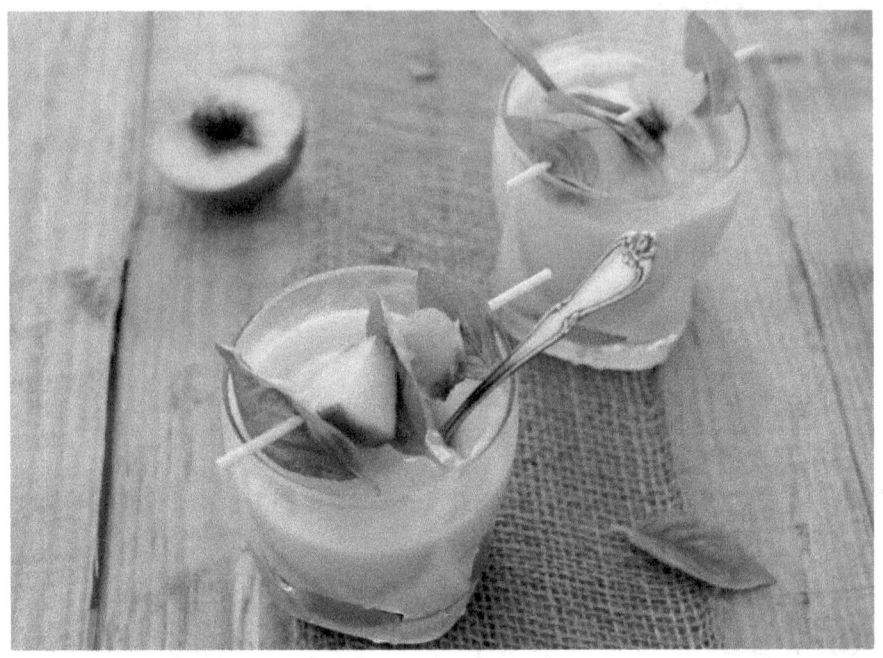

Gerir: 1 smoothie

Hráefni
- 4 ferskar aprikósur
- nokkur lauf af ferskri basil
- ½ bolli kirsuber
- 1 bolli af vatni

LEIÐBEININGAR
a) Blandið öllu hráefninu saman í blandara.
b) Njóttu.

16. Jaggery pönnukökur

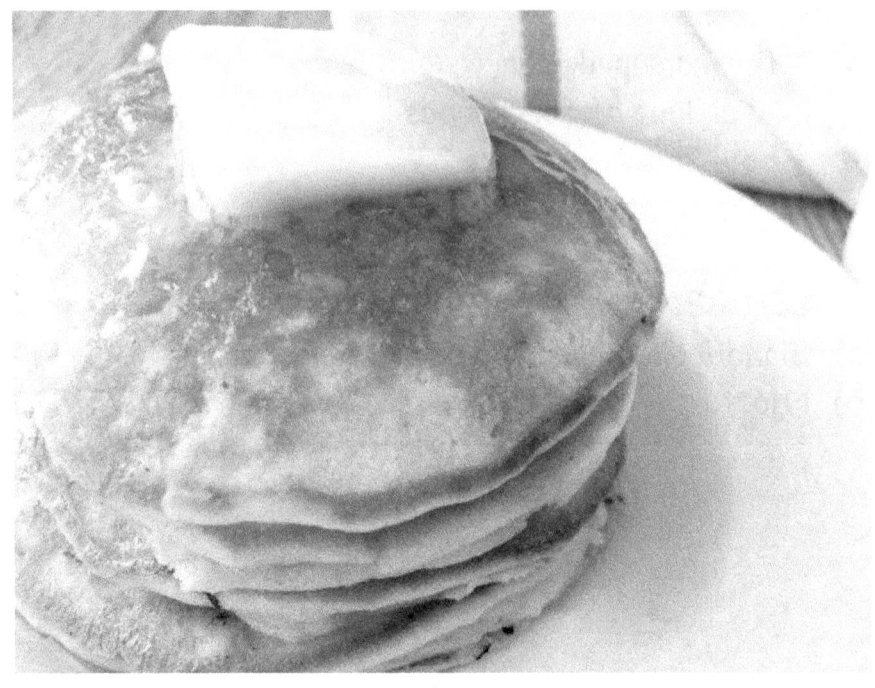

Gerir: 8 pönnukökur

HRÁEFNI:
- 1 bolli glútenlaust hveiti
- ½ bolli jaggery
- ½ tsk fennel fræ
- 1 bolli af vatni

LEIÐBEININGAR:
a) Blandið öllu hráefninu saman í stóra blöndunarskál og setjið til hliðar í að minnsta kosti 15 mínútur.
b) Við meðalhita hitarðu létt smurða pönnu eða pönnu.
c) Hellið eða ausið deiginu á pönnu.
d) Dreifið deiginu aðeins út með bakinu á sleifinni réttsælis frá miðju án þess að þynna það of mikið.
e) Brúnið á báðum hliðum og berið fram strax.

17. Valhnetugrautur

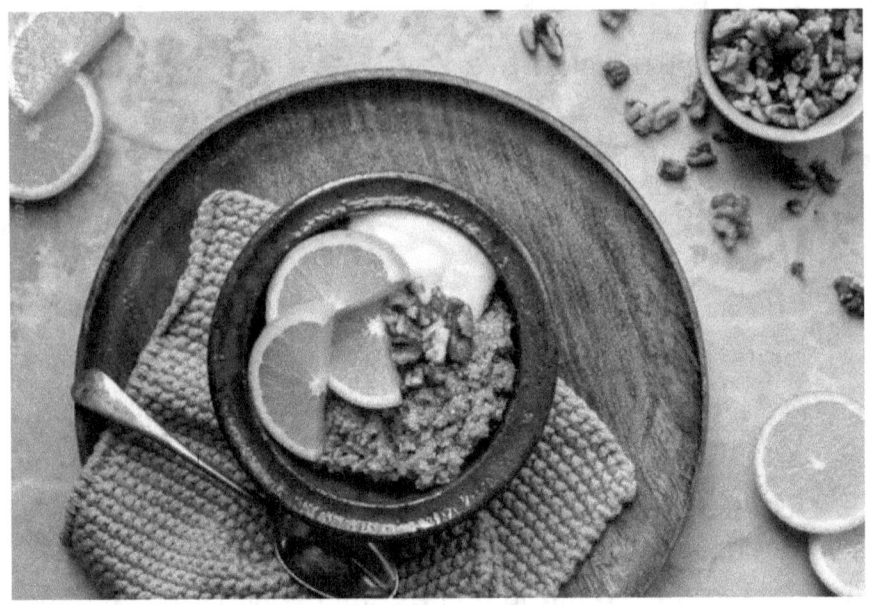

Gerir: 5

HRÁEFNI:
- ½ bolli pekanhnetur
- ½ bolli möndlur
- ¼ bolli sólblómafræ
- ¼ bolli chiafræ
- ¼ bolli ósykraðar kókosflögur
- 4 bollar ósykrað möndlumjólk
- ½ tsk kanillduft
- ¼ tsk engiferduft
- 1 tsk duftformuð stevía
- 1 msk möndlusmjör

LEIÐBEININGAR:
a) Blandið saman pekanhnetum, möndlum og sólblómafræjum í matvinnsluvél.
b) Í pönnu, bætið hnetumblöndunni, chiafræjum, kókosflögum, möndlumjólk, kryddi og stevíu saman við og látið sjóða rólega ; látið malla í 20 mínútur.
c) Berið fram með ögn af möndlusmjöri .

18. Kanill kínóa með ferskjum

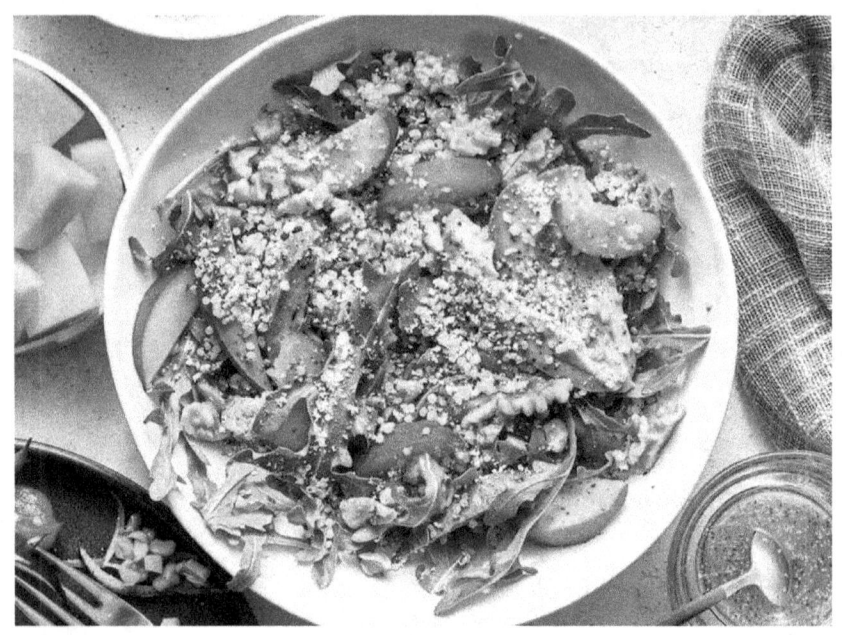

Gerir: 6

Hráefni:
- Matreiðslusprey
- 2 ½ bollar vatn
- ½ tsk malaður kanill
- 1½ bolli fitulaus hálf og hálf
- 1 bolli ósoðið kínóa, skolað, tæmt
- ¼ bolli sykur
- 1½ tsk vanilluþykkni
- 2 bollar frosnar, ósykraðar ferskjusneiðar
- ¼ bolli saxaðar pekanhnetur, þurrristaðar

LEIÐBEININGAR:
a) Húðaðu hægfara eldavél með eldunarúða.
b) Fylltu með vatni og eldaðu kínóa og kanil í 2 klukkustundir á lágmarki.
c) Í sérstakri skál, þeytið saman hálfan og hálfan, sykur og vanillukjarna.
d) Hellið quinoa í skálar.
e) Bætið ferskjunum ofan á og síðan hálfa og hálfa blönduna og ferskjurnar.

19. Kínóagrautur

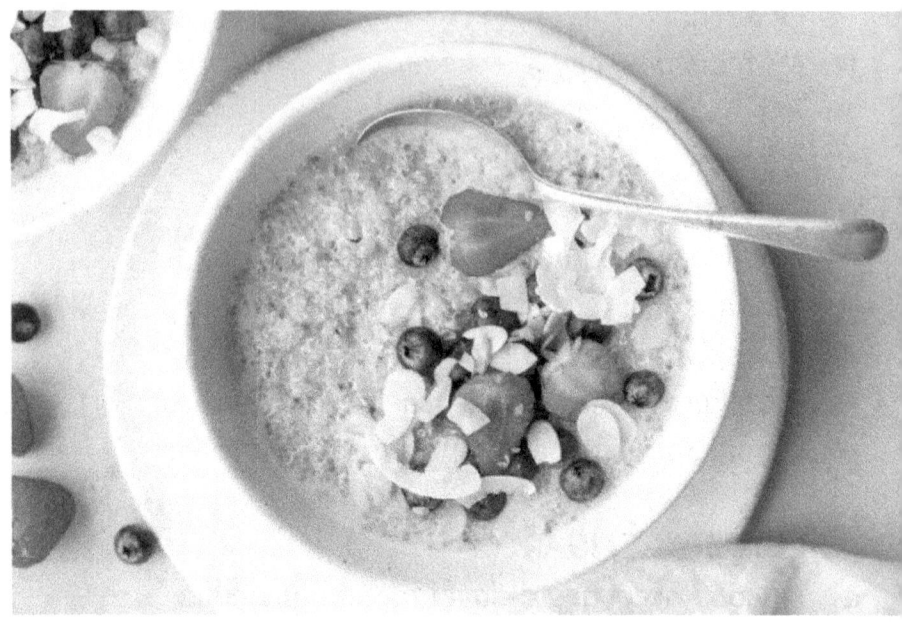

Gerir: 1

HRÁEFNI:
- 2 bollar af vatni
- ½ tsk lífrænt vanilluþykkni
- ½ bolli kókosmjólk
- 1 bolli ósoðið rautt kínóa, skolað og tæmt
- ¼ tsk ferskur sítrónubörkur, fínt rifinn
- 10-12 dropar af fljótandi stevíu
- 1 tsk malaður kanill
- ½ tsk malað engifer
- ½ tsk malaður múskat
- Klípa af möluðum negul
- 2 matskeiðar möndlur, saxaðar

LEIÐBEININGAR:
a) Blandið kínóa, vatni og vanilluþykkni saman á pönnu og látið suðuna koma upp.
b) Lækkið niður í lágan hita og látið malla í um það bil 15 mínútur.
c) Bætið kókosmjólk, sítrónuberki, stevíu og kryddi á pönnuna með kínóa og hrærið.
d) Takið kínóaið af hellunni og fletjið það strax með gaffli.
e) Skiptið kínóablöndunni jafnt á milli skálar.
f) Berið fram með skraut af söxuðum möndlum.

20. Heilandi te

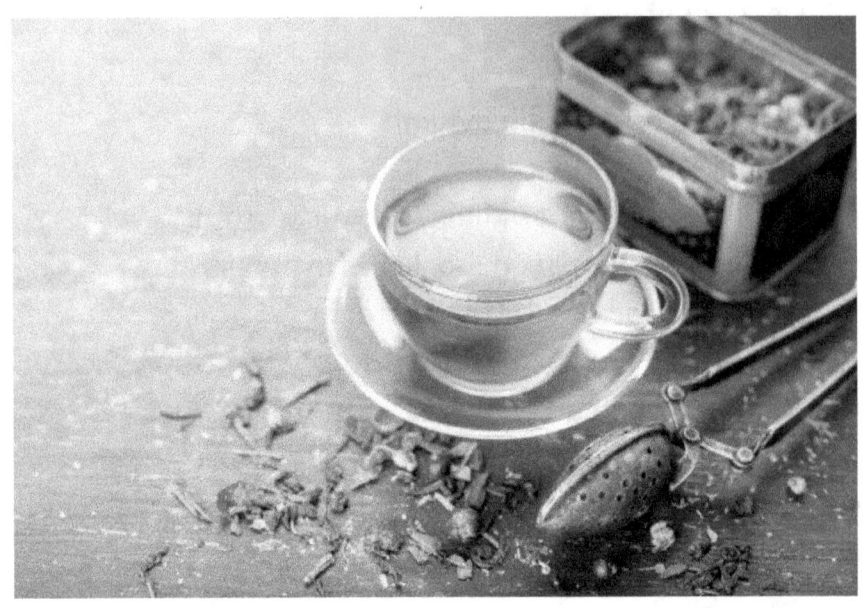

Gerir: 2 skammta

HRÁEFNI:
- 10 aura af vatni
- 3 heilir negull
- 4 heilir grænir kardimommubelgir, sprungnir
- 4 heil svört piparkorn
- $\frac{1}{2}$ stafur kanill
- $\frac{1}{4}$ tsk svart te
- $\frac{1}{2}$ bolli sojamjólk
- 2 sneiðar fersk engiferrót

LEIÐBEININGAR:
a) Látið suðuna koma upp í vatnið og bætið svo kryddinu út í.
b) Lokið og eldið í 20 mínútur áður en svart te er bætt við.
c) Eftir nokkrar mínútur, bætið sojamjólkinni út í og látið suðuna koma upp aftur.
d) Sigtið það og sættið það með hunangi.

21. Pistilhjörtuvatn

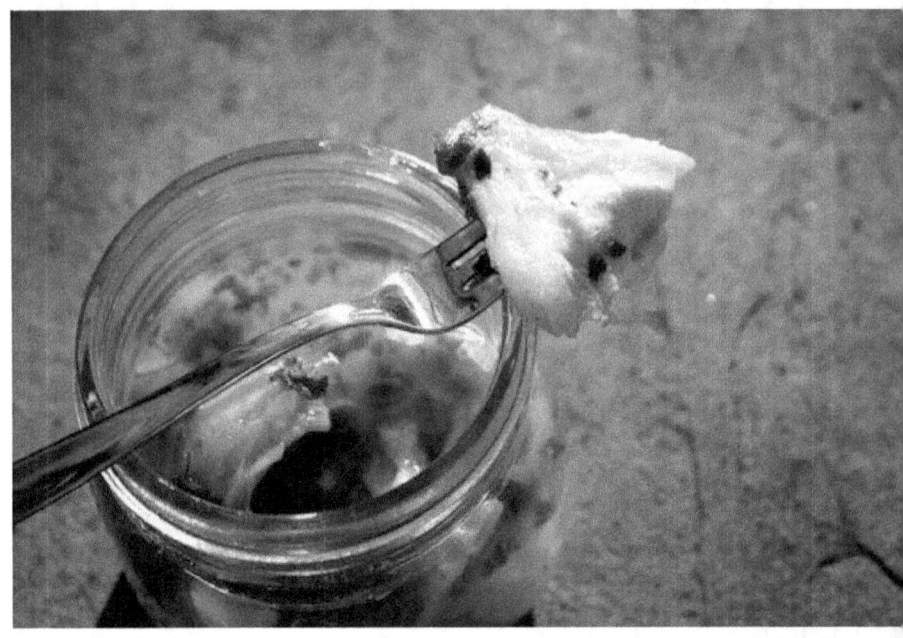

Gerir: 2 skammta

HRÁEFNI:
- 2 ætiþistlar, stilkar skornir af og snyrtir

LEIÐBEININGAR:
a) Látið suðu koma upp í stórum potti af vatni.
b) Bætið ætiþistlum út í og látið sjóða í 30 mínútur.
c) Fjarlægðu ætiþistlana og settu þá til hliðar til síðar.
d) Látið vatnið kólna áður en þú drekkur bolla af því.

22. Gullmöndlu- og túrmerikmjólk

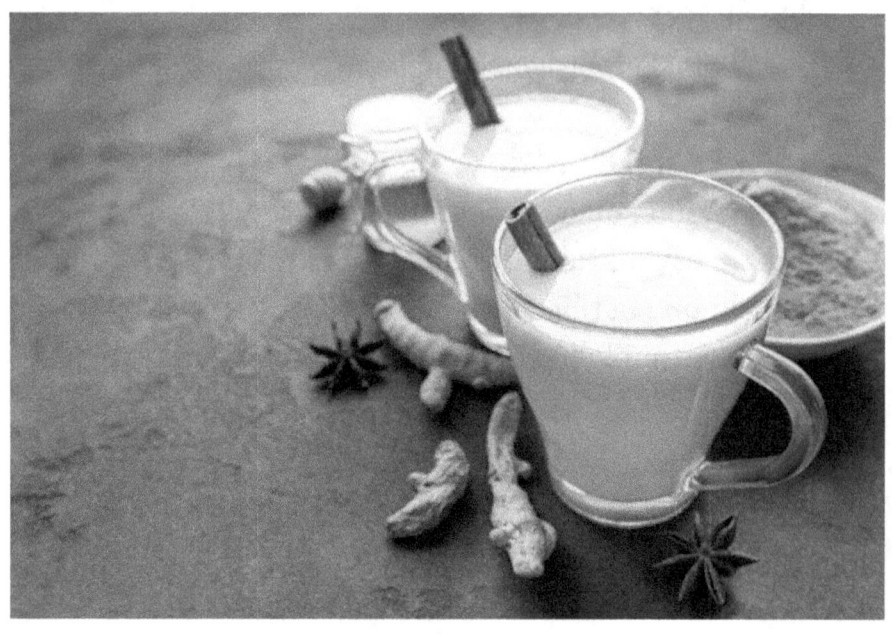

Gerir: 2 skammta

HRÁEFNI:
- $\frac{1}{8}$ teskeið túrmerik
- $\frac{1}{4}$ bolli vatn
- 8 aura af möndlumjólk
- 2 matskeiðar hrá möndluolía
- Hunang eftir smekk

LEIÐBEININGAR:
a) Sjóðið túrmerik í vatni í 8 mínútur.
b) Hitið möndlumjólkina og möndluolíuna að suðu.
c) Takið af hitanum um leið og það byrjar að sjóða.
d) Blandið blöndunum tveimur saman.
e) Sætið með hunangi.

FORréttir og snarl

23. Okra og gúrkubitar

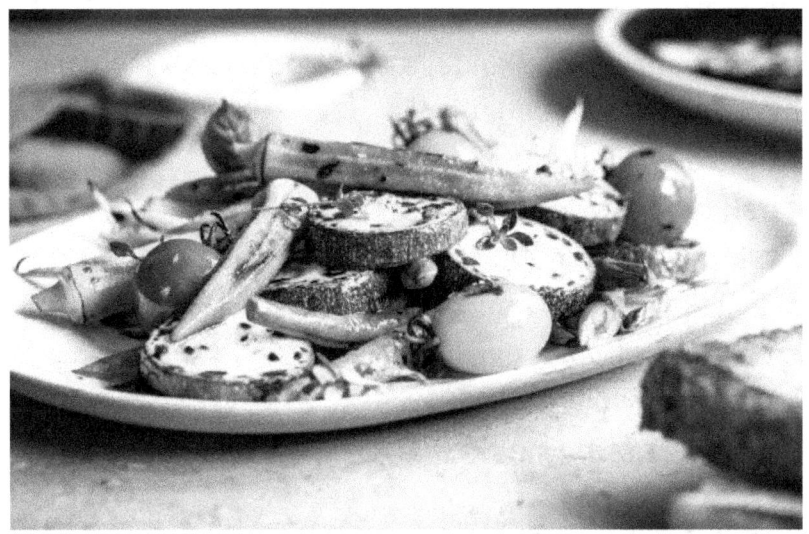

Gerir: 4

HRÁEFNI:

- 1½ pund, af okra, skolað, stilkað og skorið langsum
- 1 agúrka, skorin í sneiðar
- 1 tsk rautt chili duft
- ½ tsk heit kryddblanda
- 1 tsk þurrt mangóduft
- 3 ½ msk kjúklingabaunamjöl
- 2 bollar jurtaolía
- 1 tsk Chaat kryddblanda
- Borðsalt, eftir smekk

LEIÐBEININGAR:

a) Blandið saman rauða chiliduftinu, kryddblöndunni og þurru mangóduftinu í skál.
b) Stráið okrunni með þessari blöndu.
c) Dreifið kjúklingabaunamjölinu ofan á okrið.
d) Kasta vandlega til að húða hvert stykki létt og jafnt.
e) Hitið jurtaolíu á djúpri pönnu í 370° þar til það er reykt.
f) Bætið okrinu saman við í skömmtum og djúpsteikið í 4 mínútur, eða þar til það er vel brúnt.
g) Fjarlægðu með sleif og tæmdu á pappírshandklæði
h) Stráið okrunni og gúrkunni yfir kryddblönduna.
i) Blandið öllu saman og kryddið með salti.

24. Sætar kartöflur með tamarind

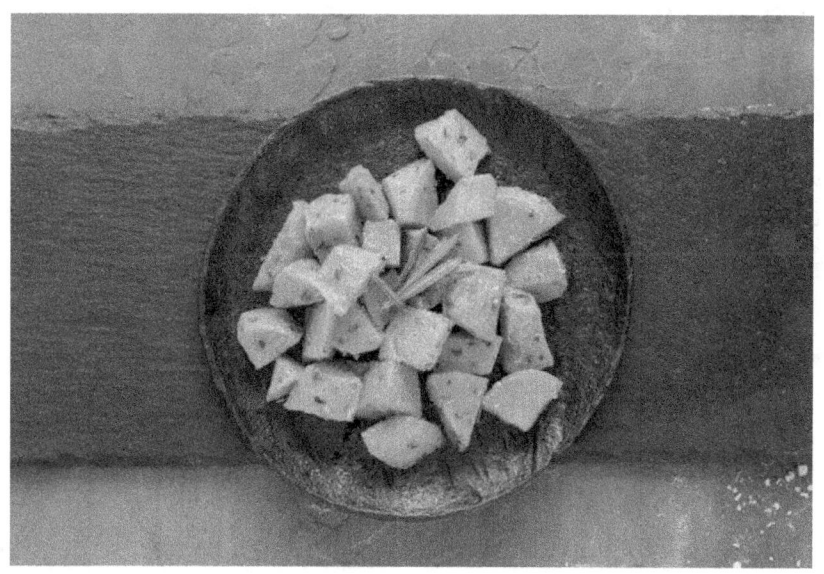

Gerir: 4

HRÁEFNI:

- 1 matskeið ferskur sítrónusafi
- 4 sætar kartöflur, skrældar og skornar í teninga
- $\frac{1}{4}$ tsk svart salt
- 1$\frac{1}{2}$ msk Tamarind Chutney
- $\frac{1}{2}$ tsk kúmenfræ, ristuð og gróftuð

LEIÐBEININGAR:

a) Eldið sætar kartöflur í 7 mínútur í söltu vatni, þar til gaffalinn er mjúkur.
b) Tæmið og látið kólna.
c) Blandið öllu hráefninu saman í blöndunarskál og hrærið varlega saman.
d) Berið fram í skálum með tannstönglum í sætu kartöflurnar.

25. Möndlustangir

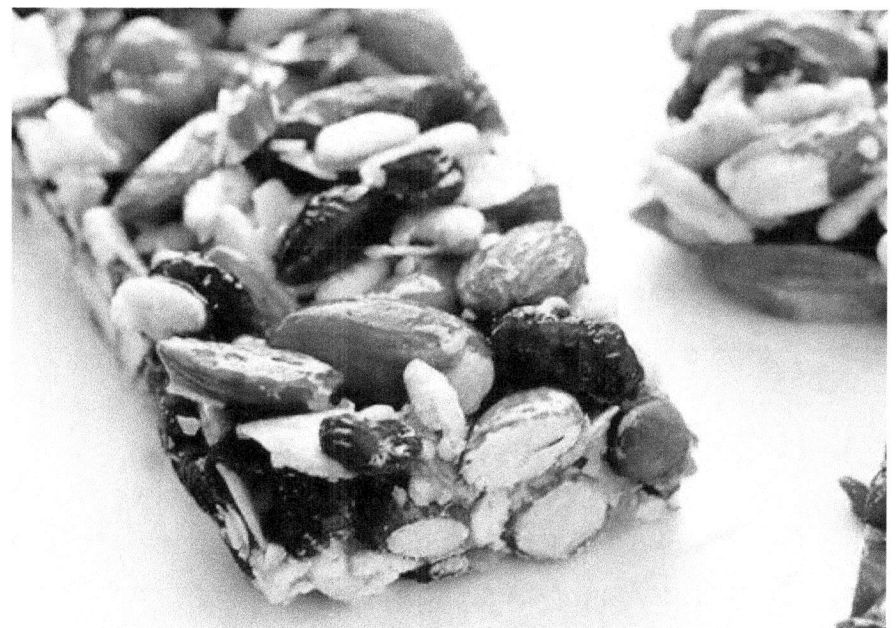

Gerir: 4 stangir

Hráefni:
- 1½ bolli möndlur
- 3 dagsetningar
- 5 apríkósur, lagðar í bleyti
- 1 tsk kanill
- ½ bolli rifin kókos
- 1 klípa af kardimommum
- 1 klípa af engifer

LEIÐBEININGAR:
a) Í matvinnsluvél, malaðu möndlurnar í fínt hveiti.
b) Bætið kókos og kryddi saman við og blandið aftur.
c) Blandið döðlum og apríkósum saman við þar til þær eru vel blandaðar.
d) Skerið í ferhyrndar stangir.

26. Fíkjufylltar perur

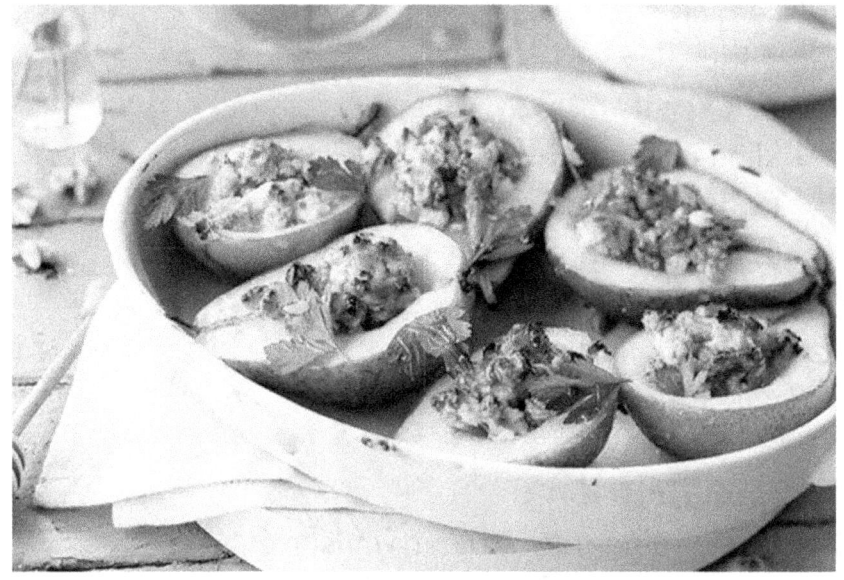

Gerir: 2 skammta

Hráefni:
- 5 fíkjur, lagðar í bleyti
- ½ tsk kanill
- 1 klípa múskat
- ½ bolli bleytivatn úr fíkjum
- 1 stykki ferskt engifer, rifið
- 1 pera
- ¼ bolli valhnetur
- 2 tsk sítrónusafi

LEIÐBEININGAR:
a) Púlsaðu valhneturnar í matvinnsluvél.
b) Bætið fíkjunum út í og blandið aftur saman.
c) Blandið restinni af hráefnunum saman við þar til það hefur blandast vel saman.
d) Skerið peruna og dreifið blöndunni yfir.

27. Kryddkúlur

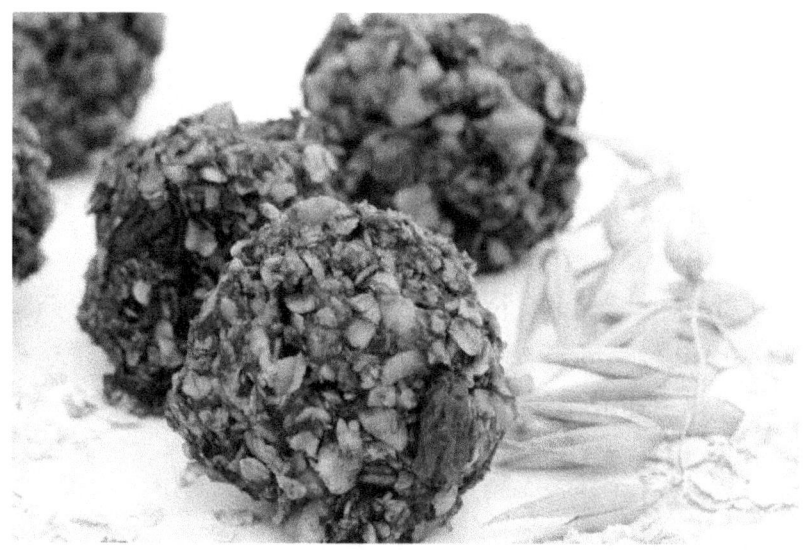

Gerir: 10-15 kúlur

Hráefni:
- 2 tsk malaður negull
- 1½ bolli sólblómafræ
- ¼ bolli kókosolía, brætt
- 2 matskeiðar kanill
- 1 lítill bolli möndlur
- 1¾ bolli rúsínur, lagðar í bleyti
- ½ bolli graskersfræ
- 2 tsk malað engifer
- klípa af salti

LEIÐBEININGAR:
a) Í matvinnsluvél, púlsaðu möndlurnar, sólblómafræin og graskersfræin.
b) Vinnið aftur eftir að kryddinu og salti er bætt út í.
c) Blandið heitri bræddri kókos og rúsínum saman við þar til það hefur blandast vel saman.
d) Kreistið í kúlur og kælið.

28. Selleri snakk

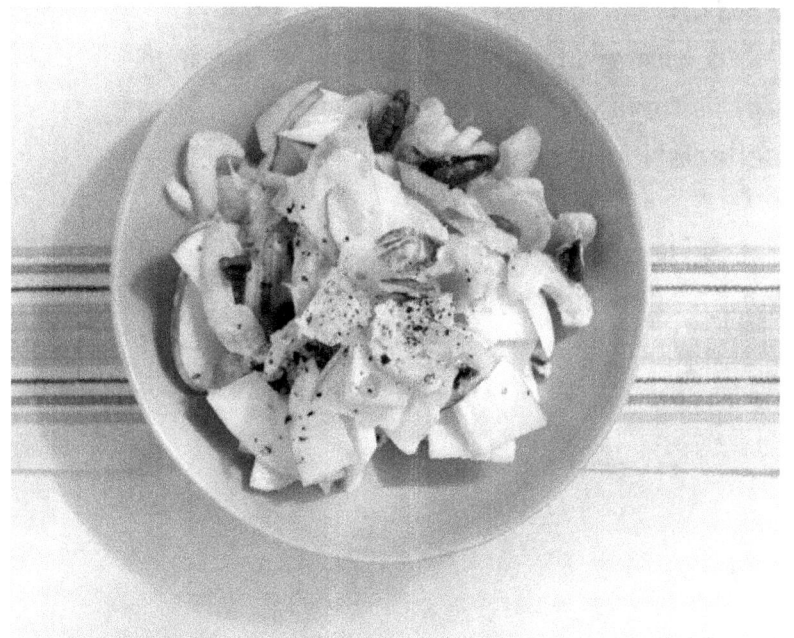

Gerir: 1 skammt

Hráefni:
- ¼ bolli valhnetur, lagðar í bleyti og saxaðar
- 1 epli, skorið í hæfilega stóra bita
- 1 sellerístilkur, skorinn í hæfilega bita

LEIÐBEININGAR:
a) Blandið öllu hráefninu saman.

29. Spirulina kúlur

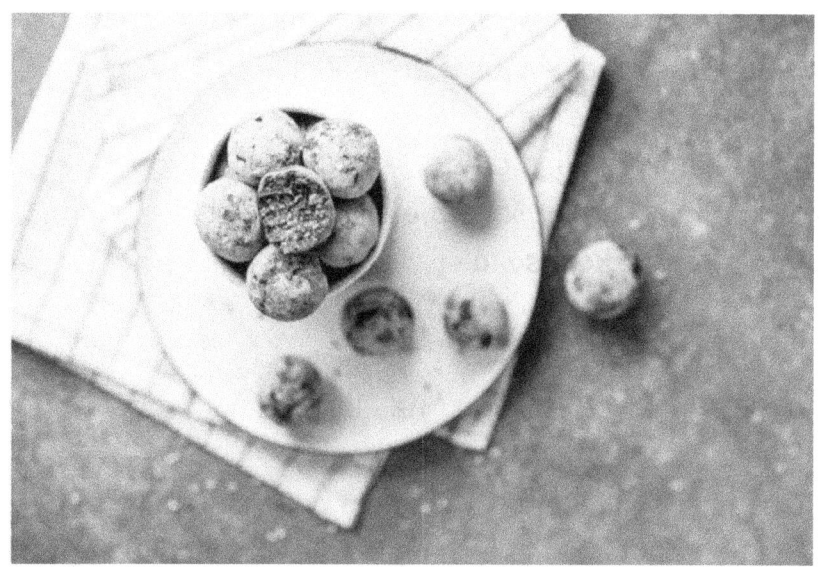

Gerir: 10-15 kúlur

Hráefni:
- rifinn sítrónubörkur úr 2 sítrónum
- 3 bollar heslihnetur
- 1 matskeið spirulina duft
- 1½ bolli rúsínur, lagðar í bleyti
- 2 matskeiðar kókosolía

LEIÐBEININGAR:
a) Í matvinnsluvél, malaðu heslihneturnar þar til þær eru fínmalaðar.
b) Bætið rúsínunum út í og vinnið þær einu sinni enn.
c) Bætið við kókosolíu, sítrónuberki og spirulina dufti.
d) Rúllið í hæfilega stórar kúlur.

30. P , P og P snarl

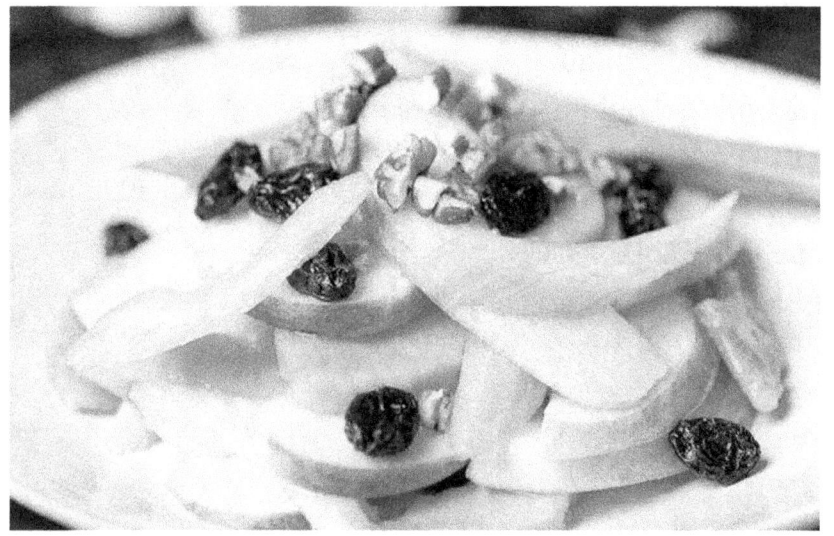

Gerir: 1 skammt

Hráefni:
- ¼ papaya, saxað
- ¼ bolli pekanhnetur, saxaðar
- 1 pera, saxuð

LEIÐBEININGAR:
a) Blandið öllu hráefninu í skál.

31. Laukkex

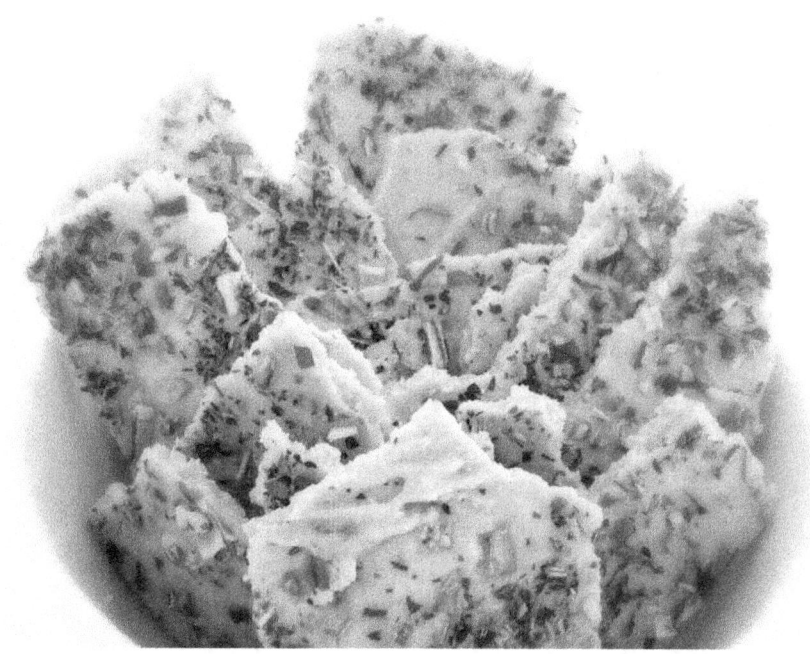

Gerir: 3 skammta

Hráefni:
- 1½ bolli graskersfræ
- 1 rauðlaukur, smátt skorinn
- ½ bolli hörfræ, liggja í bleyti í 1 bolla af vatni í 4 klukkustundir

LEIÐBEININGAR:
a) Púlsaðu graskersfræin í matvinnsluvél þar til þau eru fínsöxuð.
b) Blandið hörinu og rauðlauknum saman við.
c) Smyrjið í þunnt og jafnt lag á smjörpappír.
d) Þurrkaðu í 10 klukkustundir, snúðu við eftir 5 klukkustundir.
e) Skerið í kex-stærð bita.

32. Gult blómkál , pipar salat

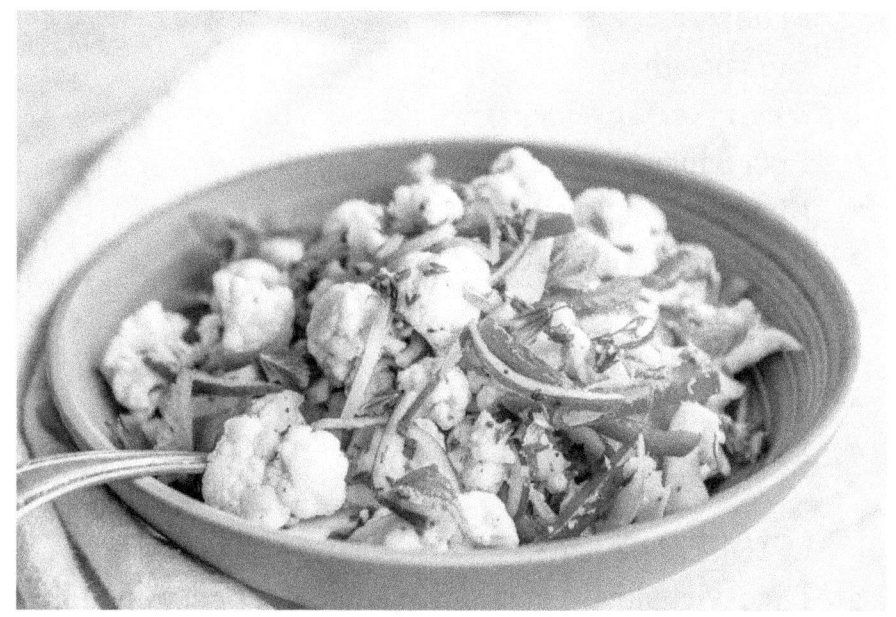

Gerir: 2 skammta

Hráefni:
- klípa af salti
- 2 matskeiðar karrý
- 1 gul paprika
- 1 haus blómkál, skorið í báta
- 1 matskeið ólífuolía
- 2 tsk lime safi
- $1\frac{1}{4}$ aura af ertusotum
- $\frac{3}{4}$ bolli sólblómafræ
- 1 avókadó

LEIÐBEININGAR:

a) Í matvinnsluvél, mulið blómkálsblóm þar til þau eru fínt saxuð.
b) Bætið limesafa, salti, ólífuolíu og karrý út í og vinnið þar til það hefur blandast vel saman.
c) Setjið í skál.
d) Skerið paprikuna í bita og blandið þeim saman við blómkálið, ertasprotana og sólblómakjarnana.
e) Berið fram með avókadósneiðum.

33. Kryddað helluborðspopp

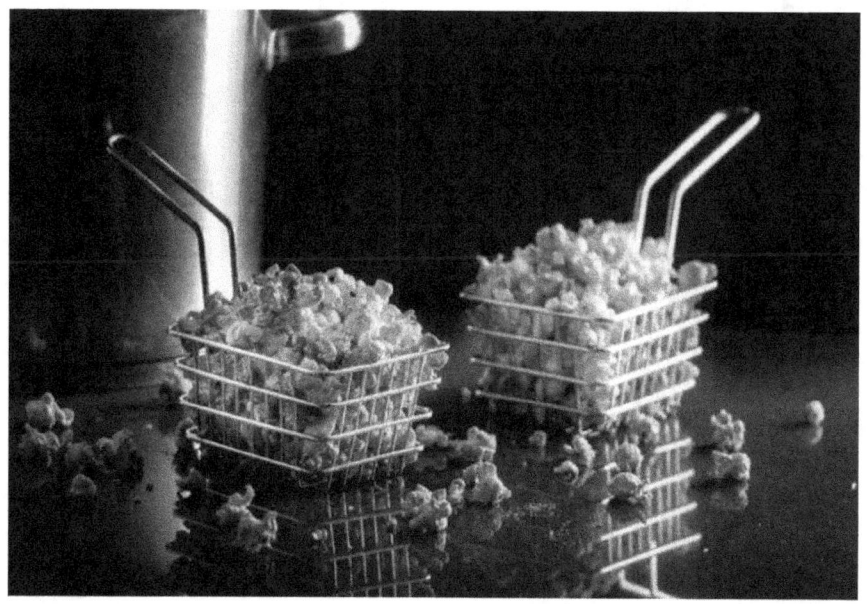

Gerir: 10 skammta

HRÁEFNI:

- 1 matskeið olía
- 1 tsk garam masala
- ½ bolli ósoðnir poppkornskjarna
- 1 tsk gróft sjávarsalt

LEIÐBEININGAR:

a) Hitið olíuna á djúpri, þungri pönnu yfir miðlungshita.
b) Hrærið poppkornskjörnunum saman við.
c) Látið malla í 7 mínútur með loki á pönnunni.
d) Slökktu á hitanum og láttu poppið standa í 3 mínútur með lokið á.
e) Saltið og masala eftir smekk.

34. Masala Papad

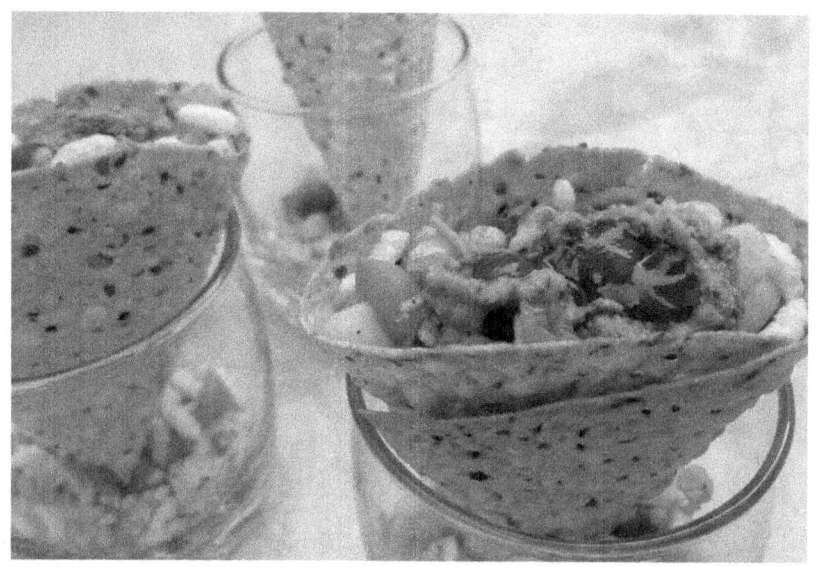

Gerir: 6-10 flísar

HRÁEFNI:
- 1 rauðlaukur, afhýddur og saxaður
- 2 tómatar, skornir í bita
- 1 tsk Chaat Masala
- 1 pakki af verslunarkeyptum papad
- 1 grænn tælenskur chili, stilkar fjarlægðir, fínt skornar
- Rautt chili duft eða cayenne, eftir smekk
- 2 matskeiðar olía

LEIÐBEININGAR:
a) Notaðu töng til að hita einn papad í einu á helluborðinu.
b) Setjið papadurnar á bakka.
c) Pensliði hvern papad létt með olíu.
d) Blandið lauknum, tómötunum og chiles saman í skál.
e) Setjið 2 matskeiðar af laukblöndunni ofan á hvern papad.
f) Stráið hverjum papad með chaat masala og rauðu chile dufti.

35. Ristar Masala hnetur

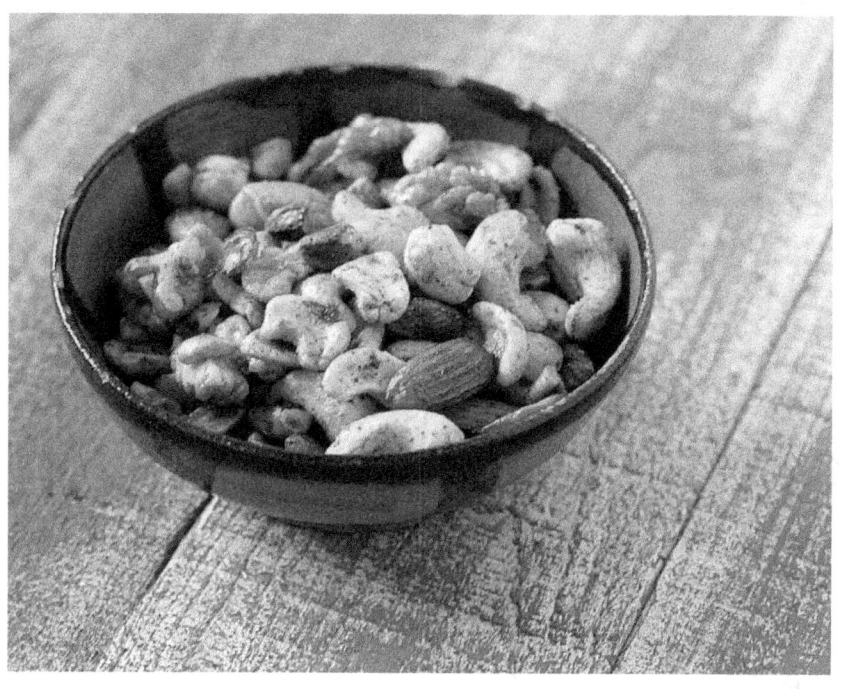

Gerir: 4 skammta

HRÁEFNI:
- 2 bollar hráar möndlur
- 1 matskeið garam masala
- 2 bollar hráar kasjúhnetur
- 1 tsk gróft sjávarsalt
- ¼ bolli gullnar rúsínur
- 1 matskeið olía

LEIÐBEININGAR:
a) Forhitið ofninn í 425°F með ofngrind í efstu stöðu.
b) Blandið öllu hráefninu nema rúsínunum saman í stóra blöndunarskál og hrærið þar til hneturnar eru jafnhúðaðar.
c) Settu hnetublönduna á tilbúna bökunarplötuna í einu lagi.
d) Bakið í 10 mínútur, blandið varlega í hálfa leið.
e) Leyfðu blöndunni að kólna í að minnsta kosti 20 mínútur eftir að rúsínunum hefur verið bætt við.

36. Chai-kryddaðar ristaðar möndlur og kasjúhnetur

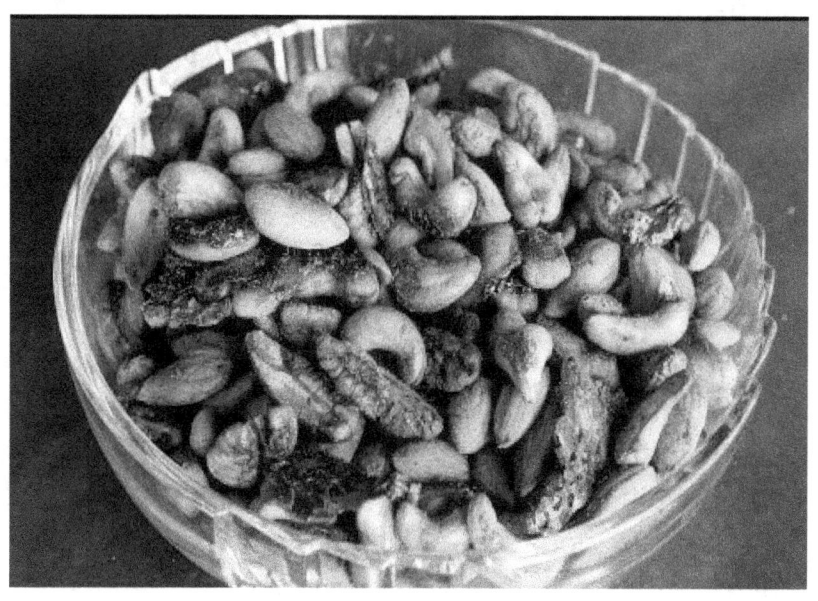

Gerir: 4 skammta

HRÁEFNI:
- 2 bollar hráar möndlur
- ½ tsk gróft sjávarsalt
- 1 matskeið Chai Masala
- 2 bollar hráar kasjúhnetur
- 1 msk jaggery eða púðursykur
- 1 matskeið olía

LEIÐBEININGAR:
a) Forhitið ofninn í 425°F með ofngrind í efstu stöðu.
b) Blandið öllu hráefninu saman í blöndunarskál.
c) Settu hnetublönduna á tilbúna bökunarplötuna í einu lagi.
d) Bakið í 10 mínútur, hrærið í hálfa leið.
e) Setjið til hliðar í 20 mínútur til að kólna.

37. Kryddaðir kjúklingabaunapoppar

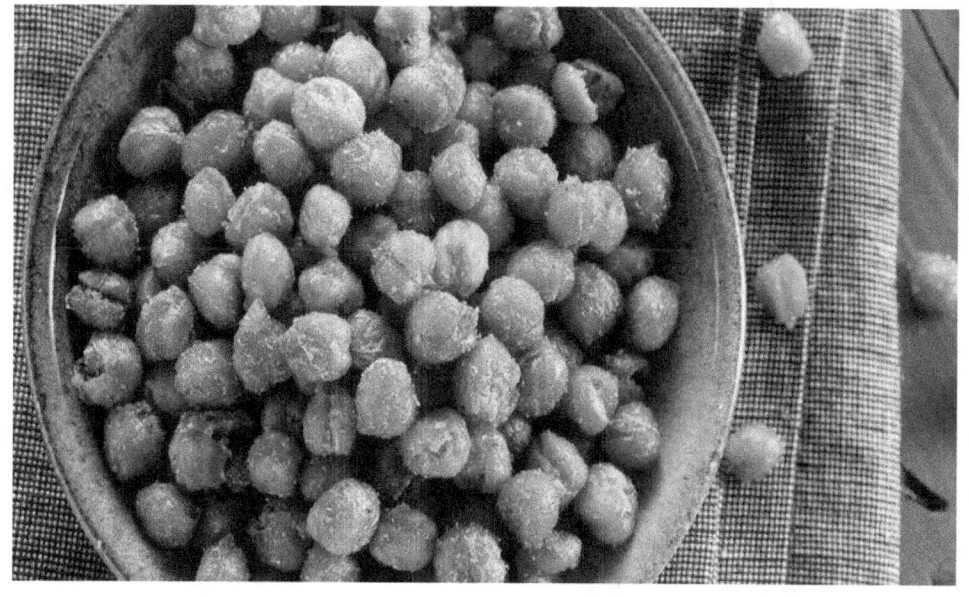

Gerir: 4 skammta

HRÁEFNI:

- 2 matskeiðar olía
- 1 matskeið garam masala
- 2 tsk gróft sjávarsalt
- 4 bollar soðnar kjúklingabaunir, skolaðar og tæmdar
- 1 tsk rautt chili duft

LEIÐBEININGAR:

a) Forhitið ofninn í 425°F með ofngrind í efstu stöðu.
b) Blandið öllu hráefninu varlega saman í blöndunarskál.
c) Setjið kryddaðar kjúklingabaunir á bökunarplötu í einu lagi.
d) Bakið í 15 mínútur.
e) Blandið varlega saman þannig að kjúklingabaunirnar eldist jafnt og eldið í 10 mínútur í viðbót.
f) Setjið til hliðar í 15 mínútur til að kólna.
g) Kryddið með rauðu chili dufti, cayenne pipar eða papriku.

38. Bakaðir grænmetisferningar

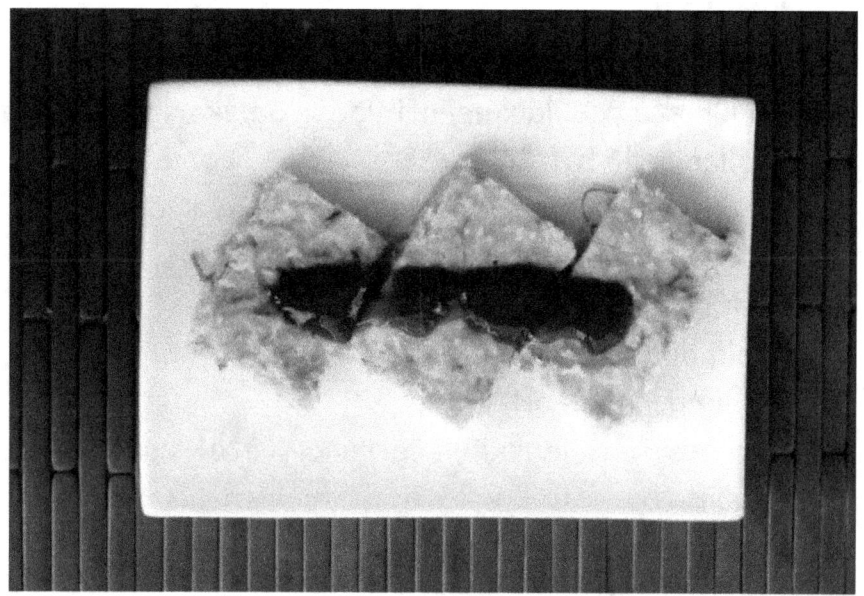

Gerir: 25 ferninga

HRÁEFNI:
- 1 bolli rifið blómkál
- $\frac{1}{2}$ gulur eða rauðlaukur, afhýddur og skorinn í teninga
- 2 bollar rifið hvítkál
- 1 stykki engiferrót, afhýdd og rifin eða söxuð
- 1 tsk rautt chile duft eða cayenne
- $\frac{1}{4}$ tsk lyftiduft
- $\frac{1}{4}$ bolli olía
- 1 bolli rifinn kúrbít
- 4 grœnir taílenskir, serrano- eða cayenne-chiles, saxaðir
- $\frac{1}{4}$ bolli hakkað ferskt kóríander
- $\frac{1}{2}$ kartöflu, afhýdd og rifin
- 3 bollar grömm af hveiti
- $\frac{1}{2}$ 12 aura pakki af silki tofu
- 1 msk gróft sjávarsalt
- 1 tsk túrmerikduft

LEIÐBEININGAR:

a) Forhitið ofninn í 350 gráður Fahrenheit.

b) Forhitið ferhyrnt bökunarpönnu.

c) Sameina hvítkál, blómkál, kúrbít, kartöflu, lauk, engiferrót, chiles og kóríander í blöndunarskál.

d) Blandið grömmumhveitinu rólega saman við þar til það hefur blandast vel saman.

e) Blandið tófúinu í matvinnsluvél þar til það er slétt.

f) Við grænmetisblönduna skaltu bæta blönduðu tofu, salti, túrmerik, rauðu chile dufti, lyftidufti og olíu. Blandið saman.
g) Hellið blöndunni í bökunarformið sem búið er að útbúa.
h) Bakið í 50 mínútur.
i) Látið kólna í 10 mínútur áður en skorið er í ferninga.
j) Berið fram með chutney sem þú vilt.

39. Kryddaðar sætar kartöflur

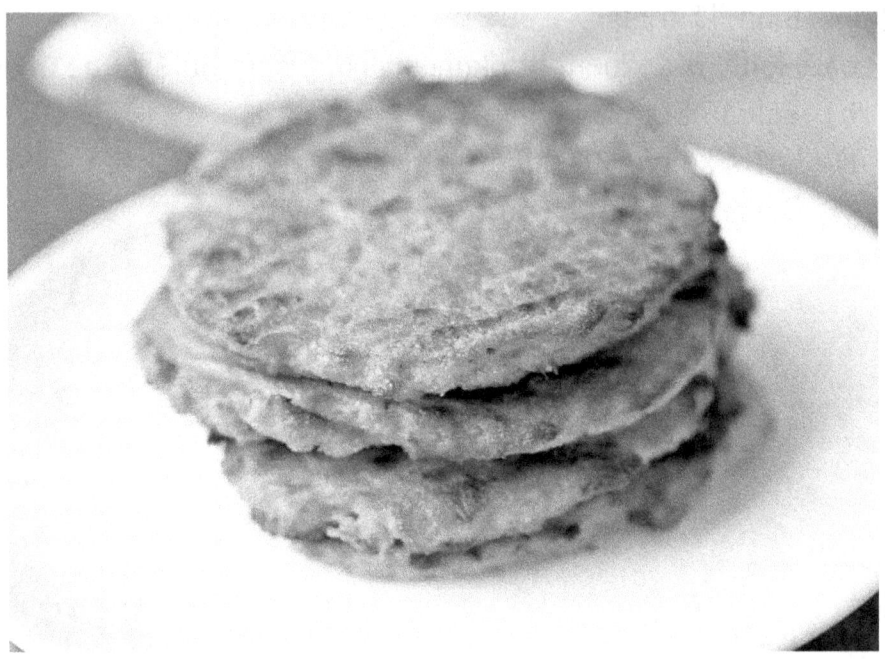

Gerir: 10 kökur

HRÁEFNI:

- ½ bolli grömm af hveiti
- 1 sæt kartöflu, afhýdd og skorin í teninga
- ½ gulur eða rauðlaukur, afhýddur og skorinn í sneiðar
- 1 matskeið sítrónusafi
- Hakkað fersk steinselja eða kóríander, til skrauts
- 1 tsk túrmerikduft
- 1 tsk malað kóríander
- 1 tsk garam masala
- 3 matskeiðar olía, skipt
- 1 stykki af engiferrót, afhýdd og rifin eða söxuð
- 1 tsk kúmenfræ
- 1 tsk rautt chile duft eða cayenne
- 1 bolli baunir, ferskar eða frosnar
- 1 grænn tælenskur, serrano eða cayenne chile, saxaður
- 1 tsk gróft sjávarsalt

LEIÐBEININGAR:

a) Gufðu kartöfluna í 7 mínútur, eða þar til þær eru mjúkar.
b) Brjóttu það varlega niður með kartöflustöppu.
c) Hitið 2 matskeiðar af olíunni á grunnri pönnu við meðalhita.
d) Bætið kúmeninu út í og sjóðið í 30 sekúndur, eða þar til það er síast.
e) Bætið lauknum, engiferrótinni, túrmerikinu, kóríander, garam masala og rauðu chile duftinu út í.

f) Eldið í 3 mínútur í viðbót, eða þar til það er mjúkt.
g) Leyfið blöndunni að kólna.
h) Þegar blandan hefur kólnað skaltu bæta henni við kartöflurnar ásamt baunum, grænum chili, salti, gramm hveiti og sítrónusafa.
i) Blandið vandlega saman með höndunum.
j) Mótið blönduna í bökunarbollur og leggið þær á bökunarplötu.
k) Hitið 1 matskeið af olíu sem eftir er á þungri pönnu yfir meðalhita.
l) Steikið kökurnar í skömmtum í 3 mínútur á hvorri hlið.
m) Berið fram, skreytt með ferskri steinselju eða kóríander.

AÐALRÉTTUR: Grænmeti

40. Kryddað tófú og tómatar

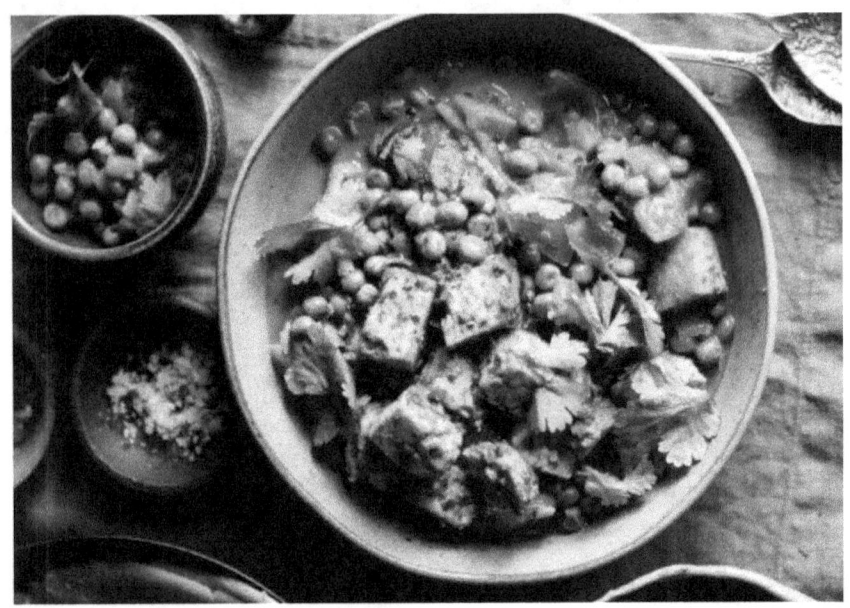

Gerir: 4 skammta

HRÁEFNI:
- 2 matskeiðar olía
- 1 matskeið af kúmenfræjum
- 1 tsk túrmerikduft
- 1 rauður eða gulur laukur, afhýddur og saxaður
- 1 stykki af engiferrót, afhýdd og rifin eða söxuð
- 6 hvítlauksrif, afhýdd og rifin eða söxuð
- 2 tómatar, skrældir og saxaðir
- 4 grænir taílenskir, serrano- eða cayenne-chiles, saxaðir
- 1 matskeið tómatmauk
- Tveir 14 únsu pakkar af extra stífu lífrænu tófúi, bakað og í teningum
- 1 matskeið garam masala
- 1 matskeið þurrkuð fenugreek lauf, létt mulin í höndunum til að losa bragðið
- 1 bolli af vatni
- 2 tsk gróft sjávarsalt
- 1 tsk rautt chile duft eða cayenne
- 2 grænar paprikur, fræhreinsaðar og skornar í teninga

LEIÐBEININGAR:
a) Hitið olíuna á þungri pönnu við meðalhita.
b) Bætið kúmeninu og túrmerikinu út í.
c) Eldið í 30 sekúndur, eða þar til fræin síast.
d) Bætið lauknum, engiferrótinni og hvítlauknum saman við.

e) Eldið, hrærið stundum, í 2 til 3 mínútur, eða þar til það er léttbrúnt.
f) Bætið við tómötum, chiles, tómatmauki, garam masala, fenugreek, vatni, salti og rauðu chile dufti.
g) Látið malla, án loks, í 8 mínútur.
h) Eldið í 2 mínútur í viðbót eftir að paprikunni er bætt út í.
i) Blandið tófúinu varlega saman við.
j) Eldið í aðrar 2 mínútur, eða þar til þær eru orðnar vel hitaðar.

41. Kúmen kartöflukássa

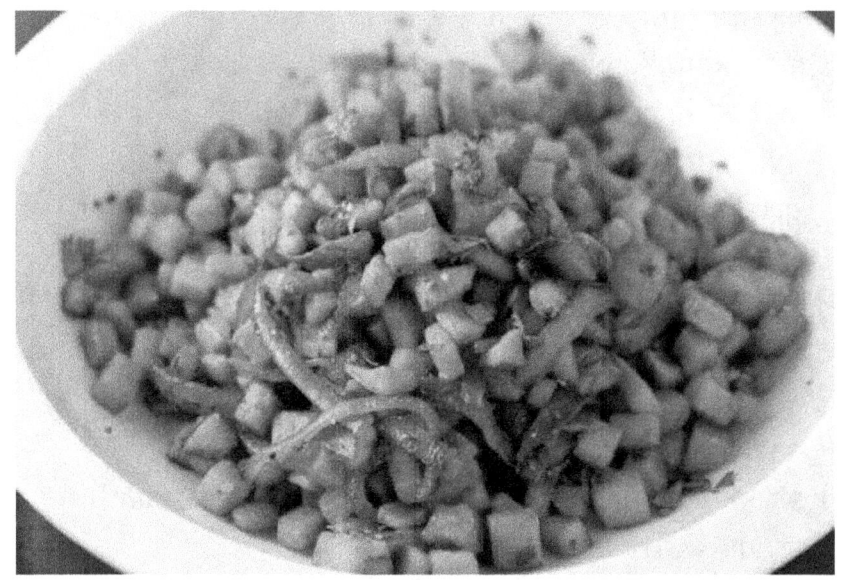

Gerir: 4 skammta

HRÁEFNI:
- 1 matskeið kúmenfræ
- 1 matskeið olía
- ½ tsk mangóduft
- 1 grænn tælenskur, serrano eða cayenne chiles, stilkar fjarlægðir, þunnar sneiðar
- ¼ bolli hakkað ferskt kóríander, hakkað
- 1 laukur, afhýddur og skorinn í teninga
- ½ tsk asafoetida
- ½ tsk túrmerikduft
- 1 stykki engiferrót, afhýdd og rifin eða söxuð
- Safi úr ½ sítrónu
- 3 soðnar kartöflur, skrældar og skornar í teninga
- 1 tsk gróft sjávarsalt

LEIÐBEININGAR:
a) Hitið olíuna á djúpri, þungri pönnu yfir miðlungshita.
b) Bætið við kúmeni, asafoetida, túrmerik og mangódufti.
c) Eldið í 30 sekúndur, eða þar til fræin síast.
d) Bætið lauknum og engiferrótinni út í og eldið í eina mínútu í viðbót, hrærið stöðugt í til að forðast að festast.
e) Bætið við kartöflunum og salti.
f) Eldið þar til kartöflurnar eru orðnar vel heitar.
g) Skreytið með chiles, kóríander og sítrónusafa ofan á.
h) Berið fram með roti eða naan eða rúllað í besan poora eða dosa.

42. Sinnepsfræ kartöflukássa

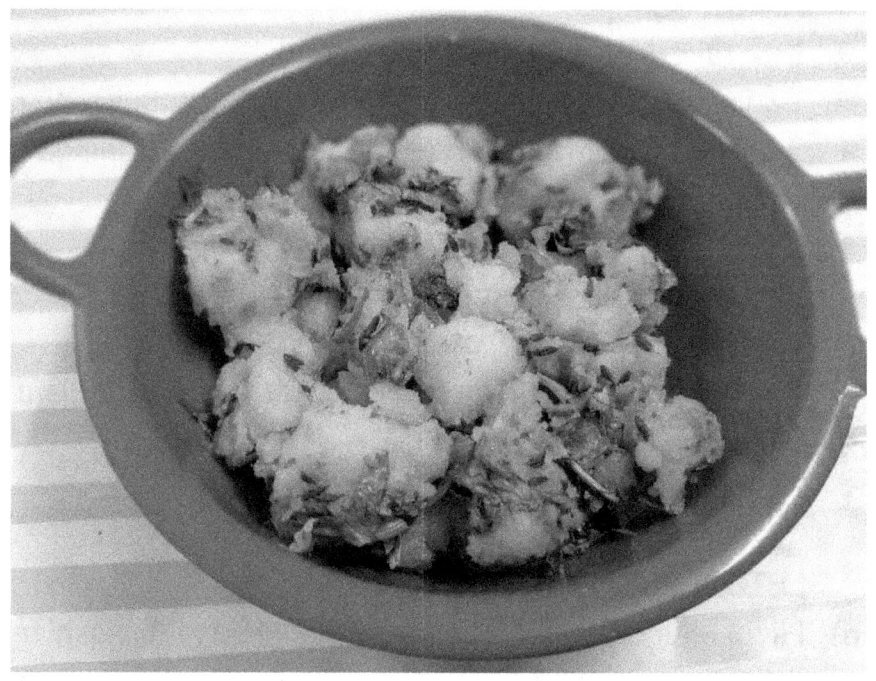

Gerir: 4 skammta

HRÁEFNI:
- 1 matskeið olía
- 1 gulur eða rauðlaukur, afhýddur og skorinn í teninga
- 3 soðnar kartöflur, skrældar og skornar í teninga
- 1 tsk túrmerikduft
- 1 grænn tælenskur, serrano eða cayenne chiles, stilkar fjarlægðir, þunnar sneiðar
- 1 tsk svört sinnepsfræ
- 1 matskeið sundurliðað gramm, bleytið í sjóðandi vatni
- 10 karrýlauf, gróft skorin
- 1 tsk gróft hvítt salt

LEIÐBEININGAR:
a) Hitið olíuna á djúpri, þungri pönnu yfir miðlungshita.
b) Bætið við túrmerikinu, sinnepi, karrýlaufum og tæmdu klofnu grammi.
c) Eldið í 30 sekúndur, hrærið stöðugt til að forðast að festast.
d) Hrærið lauknum saman við.
e) Eldið í 2 mínútur, eða þar til það er aðeins brúnt.
f) Bætið kartöflunum, salti og chiles út í.
g) Eldið í 2 mínútur til viðbótar.
h) Berið fram með roti eða naan eða rúllað í besan poora eða dosa.

43. Heilun P ea og Hvítkál

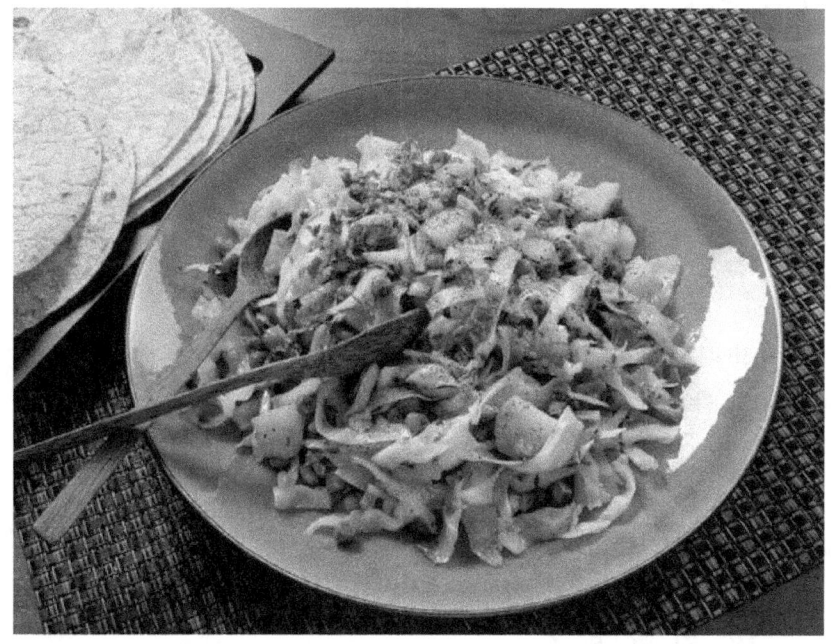

Gerir: 7 bollar

HRÁEFNI:

- 1 matskeið kúmenfræ
- 1 tsk túrmerikduft
- 1 bolli baunir, ferskar eða frosnar
- 1 kartöflu, afhýdd og skorin í teninga
- 1 tsk malað kóríander
- 1 tsk malað kúmen
- ½ gulur eða rauðlaukur, afhýddur og skorinn í teninga
- 3 matskeiðar olía
- 1 stykki engiferrót, afhýdd og rifin eða söxuð
- 6 hvítlauksrif, afhýdd og söxuð
- 1-hausa hvítkál, fínt rifið
- ½ tsk rautt chile duft eða cayenne
- 1½ tsk sjávarsalt
- 1 grænn tælenskur, serrano eða cayenne chile, stilkur fjarlægður, saxaður
- 1 tsk malaður svartur pipar

LEIÐBEININGAR:

a) Blandið öllu hráefninu saman og látið malla í 4 klst.

44. Hvítkál með sinnepsfræjum og kókoshnetu

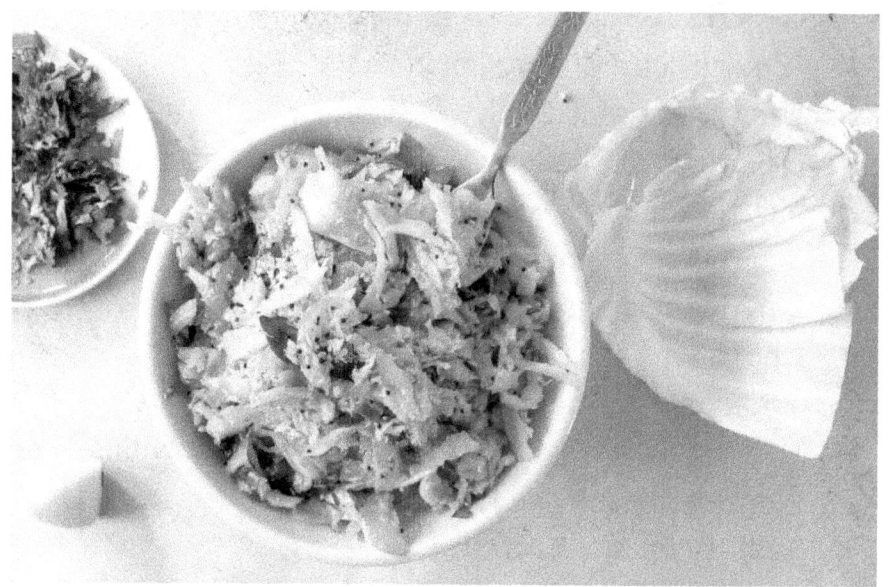

Gerir: 6 skammta

HRÁEFNI:
- 12 karrýlauf, gróft skorin
- 1 tsk gróft sjávarsalt
- 2 matskeiðar heilar, roðnar svartar linsubaunir, liggja í bleyti í sjóðandi vatni
- 2 matskeiðar kókosolía
- 2 matskeiðar ósykrað rifin kókos
- 1 höfuð hvítkál, saxað
- ½ tsk asafoetida
- 1 taílenskt, serrano eða cayenne chiles, stilkar fjarlægðir, sneiðar langsum
- 1 tsk svört sinnepsfræ

LEIÐBEININGAR:
a) Hitið olíuna á djúpri, þungri pönnu yfir miðlungshita.
b) Bætið asafoetida, sinnepi, linsubaunir, karrýlaufum og kókos saman við.
c) Hitið í 30 sekúndur, eða þar til fræin springa.
d) Forðastu að brenna karrýblöðin eða kókoshnetuna.
e) Vegna þess að fræin geta fallið út skaltu halda loki nálægt.
f) Bætið kálinu og salti saman við.
g) Eldið í 2 mínútur, hrærið oft, þar til kálið visnar.
h) Blandið chili út í.
i) Berið fram strax, annað hvort heitt eða kalt, með roti eða naan.

45. Strengjabaunir með kartöflum

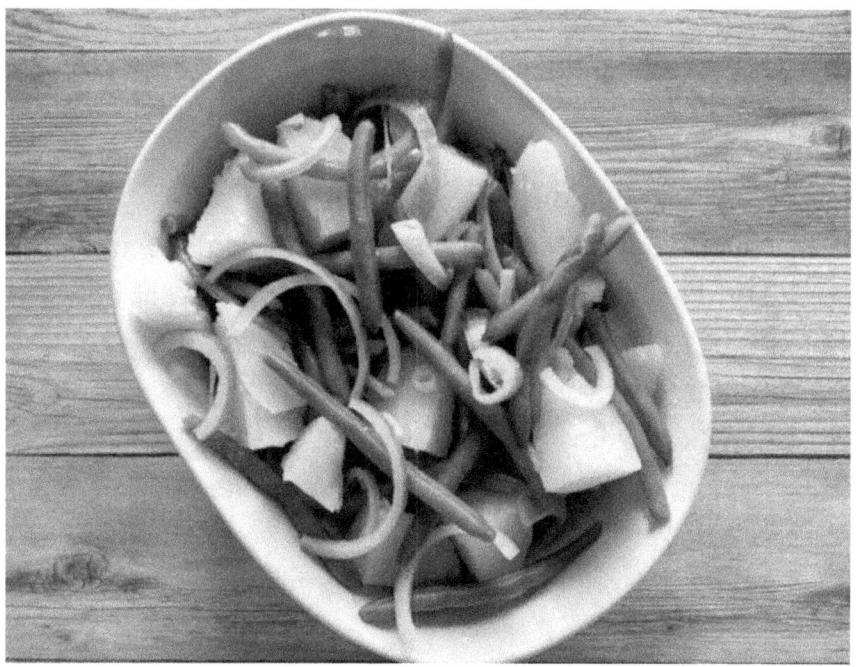

Gerir: 5 skammta

HRÁEFNI:
- 1 tsk kúmenfræ
- 1 kartöflu, afhýdd og skorin í teninga
- ¼ bolli vatn
- ½ tsk túrmerikduft
- 1 rauður eða gulur laukur, afhýddur og skorinn í teninga
- 1 stykki engiferrót, afhýdd og rifin eða söxuð
- 3 hvítlauksrif, afhýdd og rifin eða söxuð
- 4 bollar saxaðar strengjabaunir
- 1 matskeið olía
- 1 taílenskt, serrano eða cayenne chiles, saxað
- 1 tsk gróft sjávarsalt
- 1 tsk rautt chile duft eða cayenne

LEIÐBEININGAR:
a) Hitið olíuna á þungri, djúpri pönnu yfir miðlungshita.
b) Bætið kúmeninu og túrmerikinu út í og sjóðið í 30 sekúndur, eða þar til fræin eru að malla.
c) Bætið lauknum, engiferrótinni og hvítlauknum saman við.
d) Eldið í 2 mínútur, eða þar til það er aðeins brúnt.
e) Bætið kartöflunni út í og eldið, hrærið stöðugt í, í aðrar 2 mínútur.
f) Bætið við vatni til að forðast að festast.
g) Blandið strábaunum saman við.
h) Eldið, hrærið af og til, í 2 mínútur.
i) Bætið chili, salti og rauðu chile dufti í blöndunarskál.

j) Látið malla í 15 mínútur, þakið, þar til baunirnar og kartöflurnar eru mjúkar.

46. Eggaldin með kartöflum

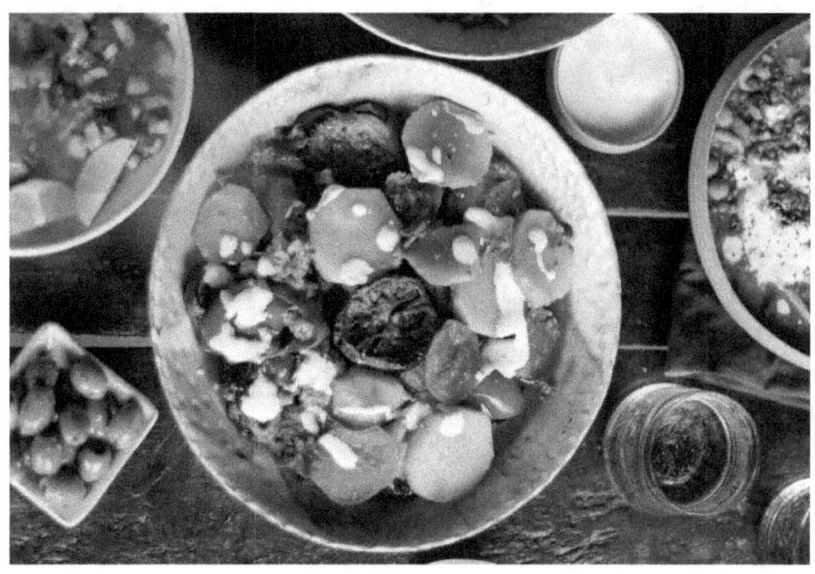

Gerir: 6 skammta

HRÁEFNI:
- 2 matskeiðar olía
- ½ tsk asafoetida
- 2 tsk gróft sjávarsalt
- 1 tómatur, gróft saxaður
- 4 eggaldin með hýði, grófsöxuð, viðarkenndar enda fylgja með
- 1 matskeið malað kóríander
- 2 taílenskir, serrano eða cayenne chiles, saxaðir
- 1 tsk kúmenfræ
- ½ tsk túrmerikduft
- 1 stykki engiferrót, afhýdd og skorin í langar eldspýtustangir
- 4 hvítlauksrif, afhýdd og skorin gróft
- 1 matskeið garam masala
- 1 kartöflu, soðin, afhýdd og skorin gróft
- 1 laukur, afhýddur og saxaður gróft
- 1 tsk rautt chile duft eða cayenne
- 2 matskeiðar saxað ferskt kóríander, til skrauts

LEIÐBEININGAR:
a) Hitið olíuna á djúpri, þungri pönnu yfir miðlungshita.
b) Bætið asafoetida, kúmeni og túrmerik út í.
c) Eldið í 30 sekúndur, eða þar til fræin síast.
d) Bætið engiferrótinni og hvítlauknum út í.
e) Eldið í 2 mínútur í viðbót, eða þar til laukurinn og chilesinn er aðeins brúnn.

f) Eldið í 2 mínútur eftir að tómatinn hefur verið bætt við.
g) Hrærið eggaldininu og kartöflunum saman við.
h) Bætið salti, garam masala, kóríander og rauðu chili duftinu út í.
i) Látið malla í 10 mínútur í viðbót.
j) Berið fram með roti eða naan og skreytt með kóríander.

47. Masala rósakál

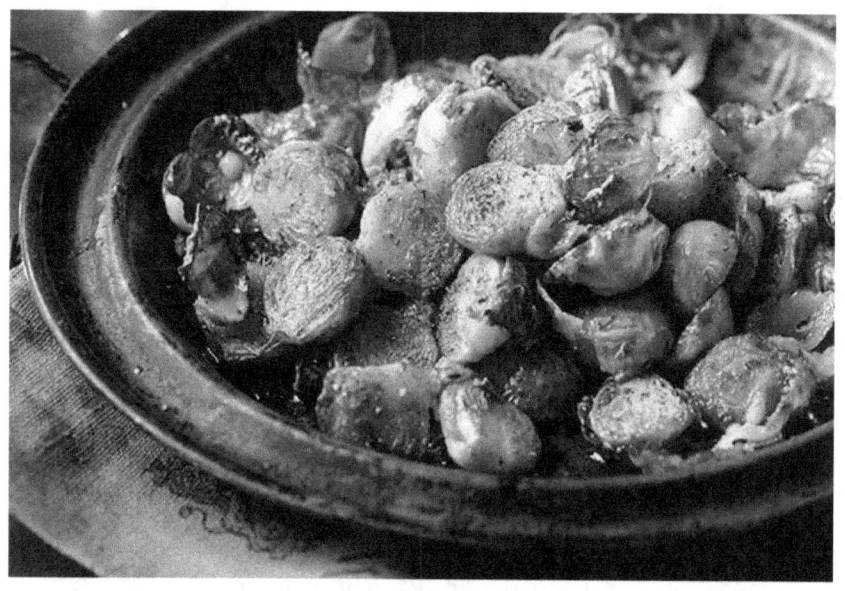

Gerir: 4 skammta

HRÁEFNI:

- 1 matskeið olía
- 1 tsk kúmenfræ
- 2 bollar Gila Masala
- 1 bolli af vatni
- 4 matskeiðar cashew rjómi
- 4 bollar rósakál, snyrt og helmingað
- 2 taílenskir, serrano eða cayenne chiles, saxaðir
- 2 tsk gróft sjávarsalt
- 1 tsk garam masala
- 1 tsk malað kóríander
- 1 tsk rautt chile duft eða cayenne
- 2 matskeiðar saxað ferskt kóríander, til skrauts

LEIÐBEININGAR:

a) Hitið olíuna á djúpri, þungri pönnu yfir miðlungshita.
b) Bætið kúmeninu út í og sjóðið í 30 sekúndur, eða þar til fræin eru að malla.
c) Bætið við græðandi tómatsúpukraftinum, vatni, kasjúhnetukremi, rósakáli, chili, salti, garam masala, kóríander og rauðu chili dufti.
d) Látið suðu koma upp.
e) Látið malla í 12 mínútur þar til rósakálið er mjúkt.
f) Toppið með kóríander.

48. Grískt blómkál

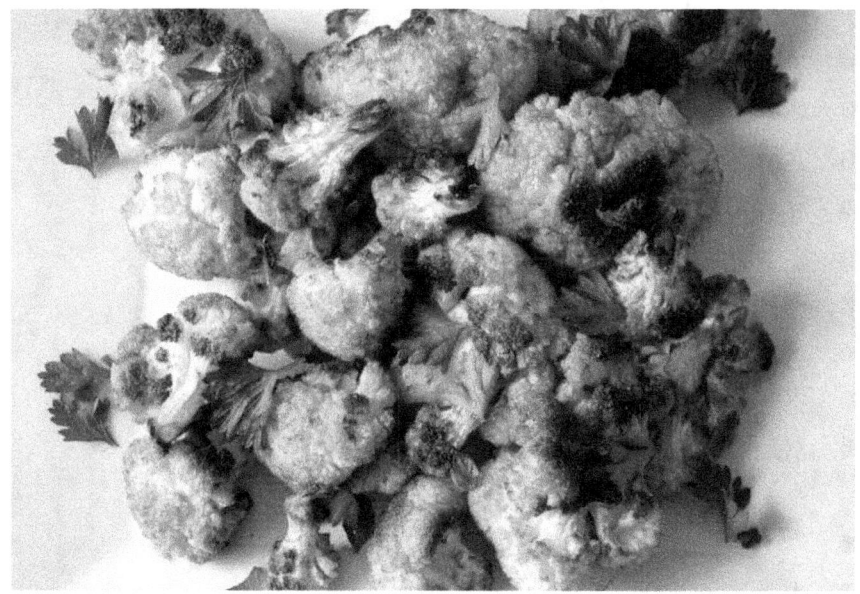

Gerir: 2

Hráefni:
- ½ höfuð blómkál, skorið í hæfilega bita
- 2 tómatar
- 1 agúrka, skorin í teninga
- ½ rauð paprika, skorin í bita
- ½ búnt af myntu
- ½ búnt af kóríander
- ½ búnt af basil
- ¼ bolli graslaukur
- 10 svartar ólífur, grófhreinsaðar
- ½ kassi af sólblómasprotum, um 1,5 aura
- 1 matskeið ólífuolía
- ½ matskeið lime safi

LEIÐBEININGAR:

a) Púlsaðu blómkálið í matvinnsluvél þar til það líkist kúskús.

b) Blandið öllu saman í blöndunarskál, þar á meðal ólífum og sólblómaspírum.

c) Dreypið olíu og smá lime yfir og blandið síðan saman.

49. Rjómakennt kúrbítspasta

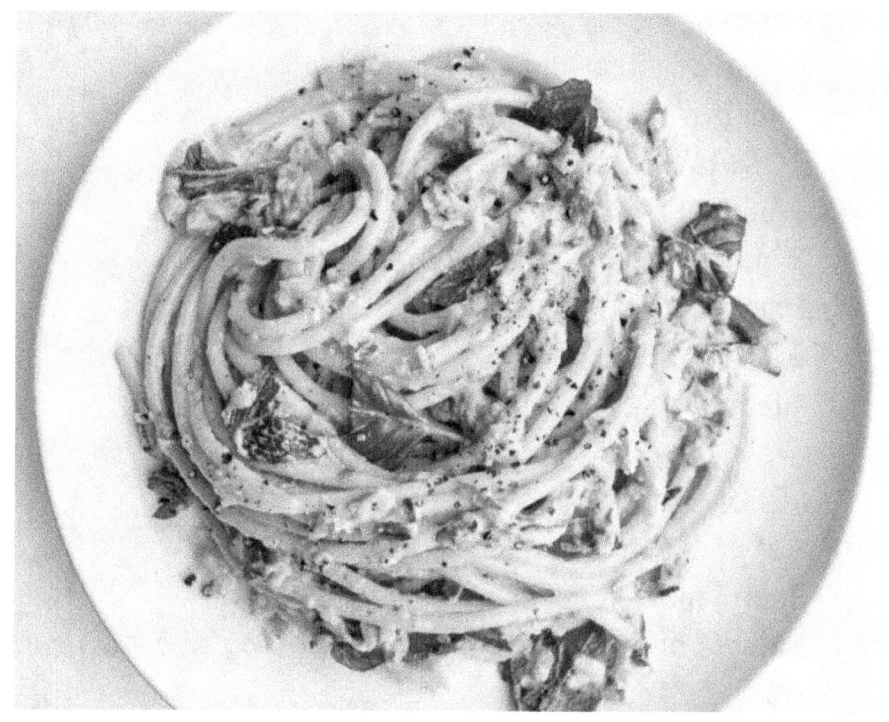

Gerir: 2

Hráefni:
- 1 únsa af spíruðum ertum
- 1 kúrbít, niðurskorinn

RÓMAMÆK SÓSA:
- ½ bolli furuhnetur, malaðar
- 2 matskeiðar ólífuolía
- 1 matskeið sítrónusafi
- 4 matskeiðar vatn
- klípa af salti

LEIÐBEININGAR:
a) Setjið kúrbít í skál og kryddið með salti.
b) Bætið möluðu furuhnetunum út í.
c) Blandið ólífuolíu, sítrónusafa, vatni og smá salti saman við.
d) Blandið þar til sósa myndast.
e) Dreifið sósunni yfir kúrbítinn.
f) Toppið með baunasprotum.

50. Kúrbít með graskerspestó

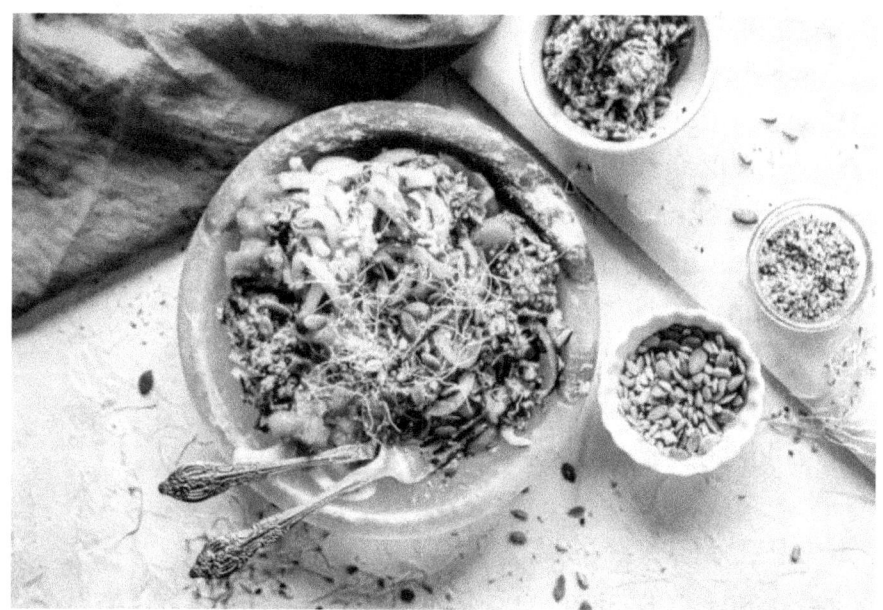

Gerir: 2-3 skammta

Hráefni:
GRASKERPESTÓ:
- ½ bolli graskersfræ
- ⅜ bolli ólífuolía
- 1 matskeið sítrónusafi
- 1 klípa af salti
- 1 búnt af basil

ÁFLAG:
- 7 svartar ólífur
- 5 kirsuberjatómatar

LEIÐBEININGAR:
a) Pússaðu graskersfræin í fínt hveiti í matvinnsluvél.
b) Blandið ólífuolíu, sítrónusafa og salti saman við þar til það hefur blandast vel saman.
c) Hrærið basilíkublöðunum saman við.
d) Blandið kúrbít og pestó saman í blöndunarskál og setjið síðan ólífur og kirsuberjatómata ofan á.

51. Dillaður kúrbít Pilaf

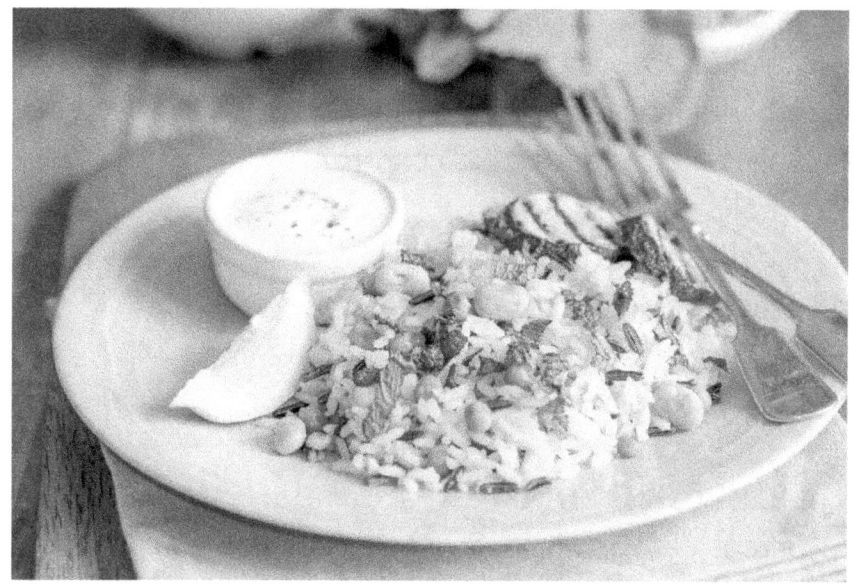

Gerir: 4-6

Hráefni:
- ¾ bolli hvít basmati hrísgrjón, skoluð og síuð
- ¼ bolli kínóa, skolað og sigtað
- ½ matskeið smátt saxað engifer
- 2 bollar rifinn kúrbít
- ½ bolli saxað dill
- 3 matskeiðar lífræn kókosolía
- 2 bollar af vatni
- Salt eftir smekk

LEIÐBEININGAR:

a) Bræðið kókosolíuna og steikið engiferið í 15 sekúndur þar til það er ilmandi.
b) Bætið hrísgrjónum og kínóa saman við og hrærið í 1 mínútu.
c) Bætið vatninu út í, hrærið vel og látið suðuna koma upp. Bætið rifnum kúrbít út í og hrærið.
d) Látið malla, lokið, í 10-12 mínútur.
e) Bætið dilli og salti eftir smekk, hrærið varlega með gaffli.
f) Berið fram heitt.

52. Couscous Cremini Pilaf

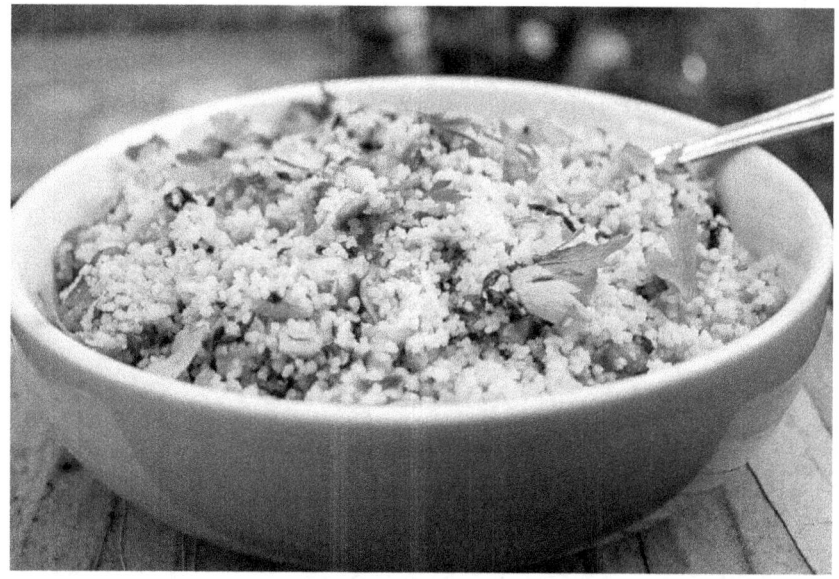

Gerir: 2

Hráefni:
- 3 matskeiðar ólífuolía, skipt
- 14 aura cremini sveppir, sneiddir
- 1 lítill laukur, saxaður
- 2 sellerístilkar, saxaðir
- 1 meðalstór gulrót, saxuð
- ¼ bolli hvítvín
- 1 matskeið heit sósa
- ½ tsk malað kóríander
- ½ tsk malað kúmen
- ½ tsk laukduft
- 1 bolli þurrt kúskús
- 2 bollar grænmetiskraftur
- ½ tsk salt
- ¼ tsk pipar
- ¾ bolli frosnar baunir
- 1 matskeið fersk steinselja, söxuð

LEIÐBEININGAR:
a) Hitið 1 matskeið af ólífuolíu í stórri pönnu yfir meðalháum hita.
b) Bætið sneiðum sveppunum út í og steikið þar til þeir byrja að brúnast, um það bil 3 til 5 mínútur.
c) Takið af pönnu og setjið til hliðar.
d) Í sömu pönnu bætið við afganginum af ólífuolíu, söxuðum lauk, sellerí og gulrót.

e) Eldið í 3 til 5 mínútur þar til laukurinn er hálfgagnsær og selleríið mjúkt.
f) Bætið kóríander, kúmeni og laukdufti út í og hrærið hvítvíninu saman við.
g) Bætið kúskúsinu og grænmetiskraftinum út í, kryddið með salti og pipar og hrærið vel.
h) Lækkið hitann og eldið í um 7 mínútur.
i) Bætið heitu sósunni og frosnum baunum út í og haltu áfram að elda í 3 mínútur í viðbót.
j) Hrærið sveppunum saman við.
k) Skreytið með ferskri steinselju og berið fram volga.

53. Heilandi aspas risotto

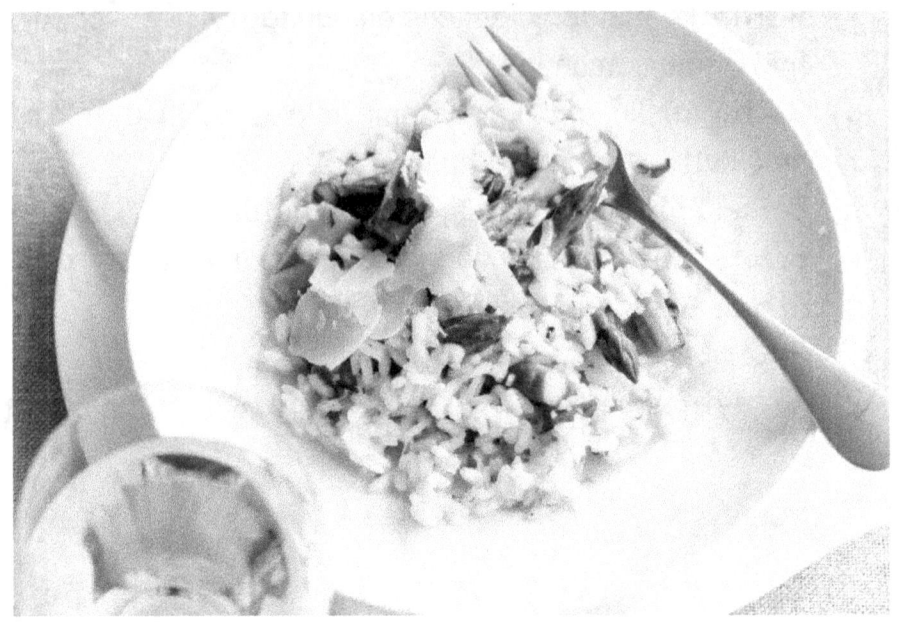

Gerir: 2

Hráefni:
- 1 laukur, skorinn í bita
- 3 hvítlauksgeirar, sneiddir
- 1 gulrót, rifin
- Grænmetisstofn
- 10 aspas, niðurskornir
- 1 bolli baunir, ferskar eða frosnar
- 250 g arborio hrísgrjón
- 1 matskeið ólífuolía
- salt og pipar eftir smekk
- ferskar kryddjurtir

LEIÐBEININGAR:
a) Í potti er grænmetissoðið látið sjóða létt.
b) Hitið smá ólífuolíu á miðlungshita á pönnu með breiðum botni.
c) Setjið aspastoppana í og hrærið létt í 2 mínútur.
d) Takið af pönnunni, síðan á sömu pönnu, bætið söxuðum lauk út í og steikið þar til hann er gullinn og hálfgagnsær.
e) Bætið hvítlauk og gulrótum út í, steikið í eina eða tvær mínútur, bætið svo hrísgrjónum og aspasbitum saman við og hrærið vel.
f) Eftir eina eða tvær mínútur, hellið helmingnum af grænmetiskraftinum út í og látið hrísgrjónin draga í sig vökvann.

g) Skafið botninn á pönnunni fyrir leifum og hrærið hrísgrjónunum vel í vökvanum.
h) Láttu hitann lækka og láttu risottoið malla og elda í burtu.
i) Hrærið á nokkurra mínútna fresti og bætið við meiri vökva eftir þörfum.
j) Eldið hrísgrjónin í um það bil 10 mínútur í viðbót, þar til hrísgrjónin eru næstum soðin, hrærið síðan baunum saman við.
k) Ferskar baunir þurfa aðeins nokkrar mínútur til að elda.
l) Á þessum tímapunkti er risotto þitt næstum soðið.
m) Kryddið það með salti, pipar og söxuðum ferskum kryddjurtum eftir smekk.
n) Berið fram heitt og toppað með aspastoppum, nokkrum fleiri ferskum kryddjurtum og nokkrum dropum af ólífuolíu.

54. Bulgur með graskerssósu

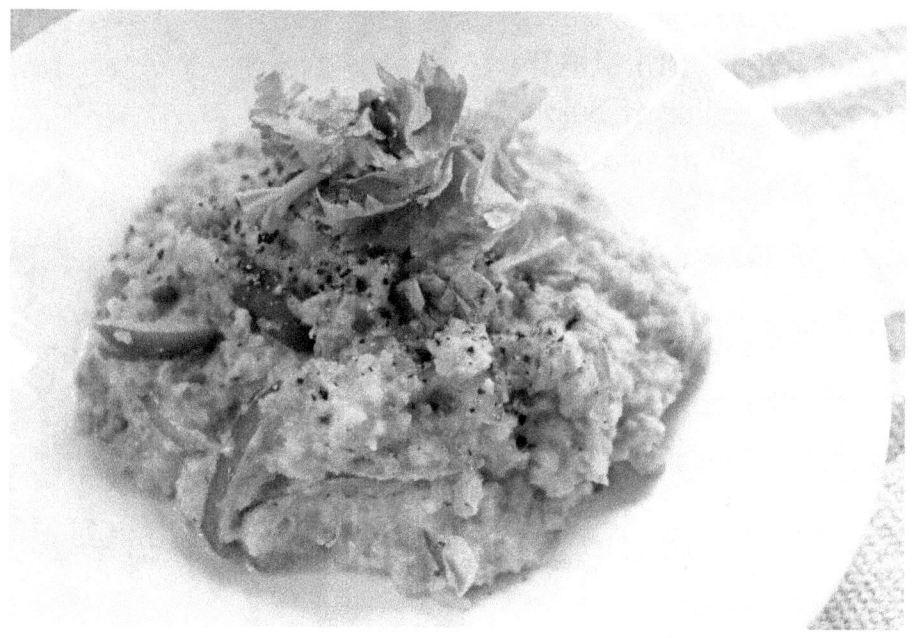

Gerir: 1 skammt

Hráefni:
FYRIR BULGURINN
- 1,5 bollar af bulgur, liggja í bleyti
- ¼ bolli af grænni papriku, þunnt skorin
- ¼ bolli af söxuðum sellerílaufum

FYRIR GRUSKERUSÓSTU:
- ½ bolli af gufusoðnu graskeri
- 3 hrúgafullar teskeiðar af stórum soðnum haframjöli
- 1 hrúga matskeið af næringargeri
- 2 msk rjómalöguð vegan tahini
- 1,5 matskeiðar sítrónusafi
- ¼ teskeið salt

LEIÐBEININGAR:
a) Setjið allt hráefnið í sósuna í blandara eða matvinnsluvél.
b) Bætið sósu út í bulgar og hrærið papriku og sellerílaufum saman við.
c) Toppið með ferskum sprungnum svörtum pipar.

AÐALRÉTTUR: BÆLJUR OG KORN

55. Belgjurtasalat

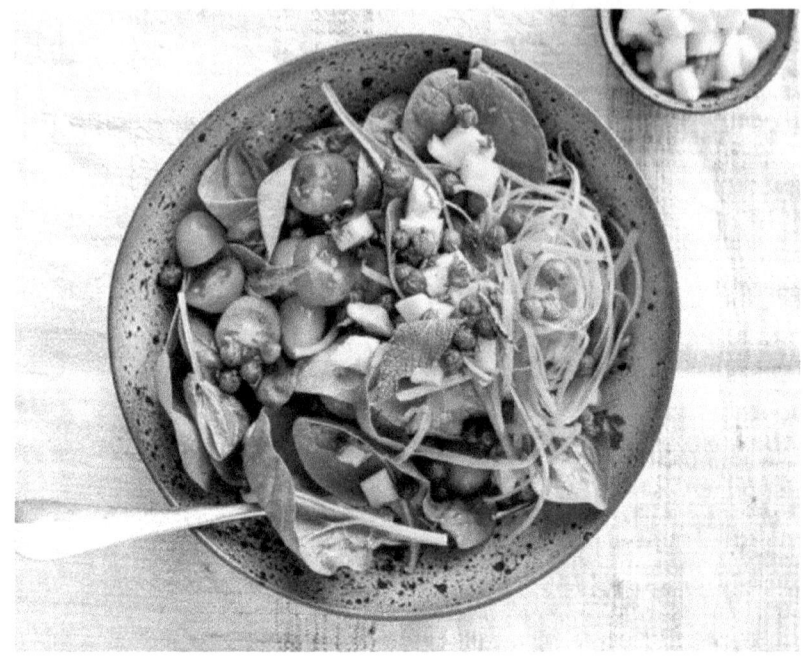

Gerir: 6 skammta

HRÁEFNI:
- 4 bollar soðnar baunir eða linsubaunir
- 1 rauðlaukur, afhýddur og skorinn í teninga
- 1 tómatur, skorinn í teninga
- 1 agúrka, afhýdd og skorin í teninga
- 1 daikon, afhýtt og rifið
- 1 grænn tælenskur, serrano eða cayenne chile, saxaður
- $\frac{1}{4}$ bolli hakkað ferskt kóríander, hakkað
- Safi úr 1 sítrónu
- 1 tsk gróft sjávarsalt
- $\frac{1}{2}$ tsk svart salt
- $\frac{1}{2}$ tsk Chaat Masala
- $\frac{1}{2}$ tsk rautt chile duft eða cayenne
- 1 tsk ferskt hvítt túrmerik, afhýtt og rifið

LEIÐBEININGAR:
a) Blandið öllu hráefninu saman í djúpa skál.

56. Masala baunir og grænmeti

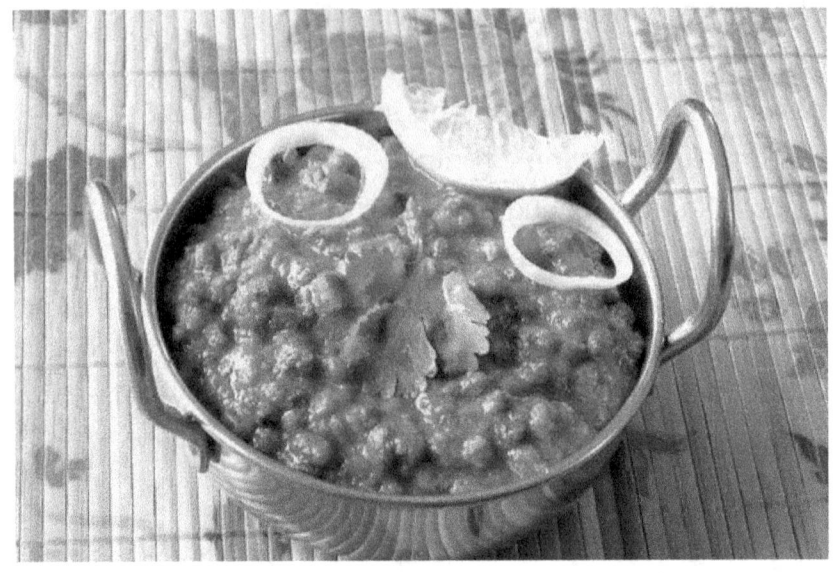

Gerir: 5 skammta

HRÁEFNI:

- 1 bolli Gila Masala
- 1 bolli niðurskorið grænmeti
- 2 taílenskir, serrano eða cayenne chiles, saxaðir
- 1 tsk garam masala
- 1 tsk malað kóríander
- 1 tsk ristað malað kúmen
- ½ tsk rautt chile duft eða cayenne
- 1½ tsk gróft sjávarsalt
- 2 bollar af vatni
- 2 bollar af soðnum baunum
- 1 matskeið saxað ferskt kóríander, til skrauts

LEIÐBEININGAR:

a) Hitið Gila Masala í stórum, þungum potti við meðalhita þar til það byrjar að kúla.
b) Bætið við grænmetinu, chiles, garam masala, kóríander, kúmeni, rauðu chile dufti, salti og vatni.
c) Eldið í 20 mínútur, eða þar til grænmetið mýkist.
d) Bætið baununum út í.
e) Berið fram skreytt með kóríander.

57. Heilt baunasalat með kókoshnetu

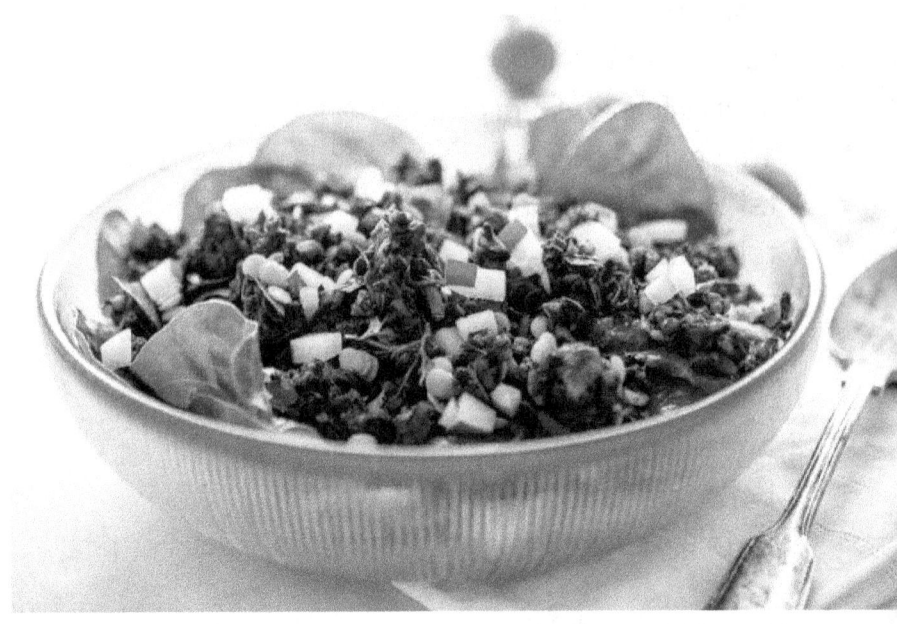

Gerir: 4 skammta

HRÁEFNI:
- 2 matskeiðar kókosolía
- ½ tsk asafoetida
- 1 tsk svört sinnepsfræ
- 10-12 karrýblöð, grófsöxuð
- 2 matskeiðar ósykrað rifin kókos
- 4 bollar soðnar baunir
- 1 tsk gróft sjávarsalt
- 1 taílenskur, serrano eða cayenne chiles,

LEIÐBEININGAR:
a) Hitið olíuna á djúpri, þungri pönnu yfir miðlungshita.
b) Bætið asafoetida, sinnepi, karrýlaufum og kókos saman við.
c) Hitið í 30 sekúndur, eða þar til fræin springa.
d) Bætið baununum, salti og chiles út í.
e) Berið fram eftir vandlega blöndun.

58. Karríbaunir eða linsubaunir

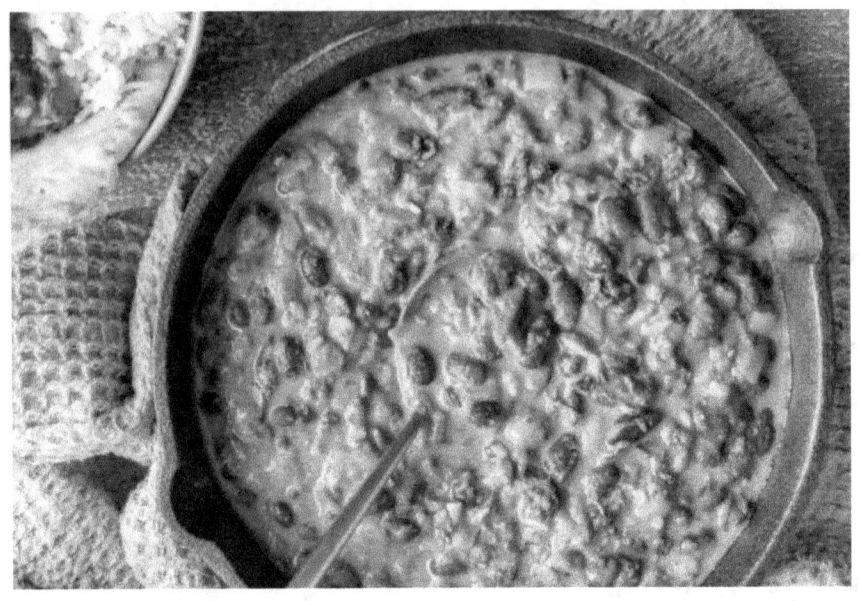

Gerir: 5 skammta

HRÁEFNI:
- 2 matskeiðar olía
- ½ tsk asafoetida
- 2 tsk kúmenfræ
- ½ tsk túrmerikduft
- 1 kanilstöng
- 1 kassia lauf
- ½ gulur eða rauðlaukur, afhýddur og saxaður
- 1 stykki engiferrót, afhýdd og rifin eða söxuð
- 4 hvítlauksrif, afhýdd og rifin eða söxuð
- 2 tómatar, skrældir og skornir í teninga
- 2-4 grænir taílenskir, serrano- eða cayenne-chiles, saxaðir
- 4 bollar soðnar baunir eða linsubaunir
- 4 bollar af vatni
- 1½ tsk gróft sjávarsalt
- 1 tsk rautt chile duft eða cayenne
- 2 matskeiðar saxað ferskt kóríander, til skrauts

LEIÐBEININGAR:
a) Hitið olíuna í þungum potti yfir miðlungshita.
b) Bætið asafoetida, kúmeni, túrmerik, kanil og kassia laufinu út í og eldið í 30 sekúndur, eða þar til fræin eru að malla.
c) Bætið lauknum út í og eldið í 3 mínútur, eða þar til hann er aðeins brúnaður.
d) Bætið engiferrótinni og hvítlauknum út í.

e) Eldið í 2 mínútur til viðbótar.
f) Bætið tómötunum og grænum chiles út í.
g) Látið malla í 5 mínútur, eða þar til tómatarnir mýkjast.
h) Eldið í 2 mínútur í viðbót eftir að baununum eða linsubaununum er bætt út í.
i) Bætið við vatni, salti og rauðu chili dufti.
j) Hitið vatnið að suðu.
k) Látið malla í 10 til 15 mínútur.
l) Berið fram skreytt með kóríander.

59. Linsubaunir með karrýlaufum

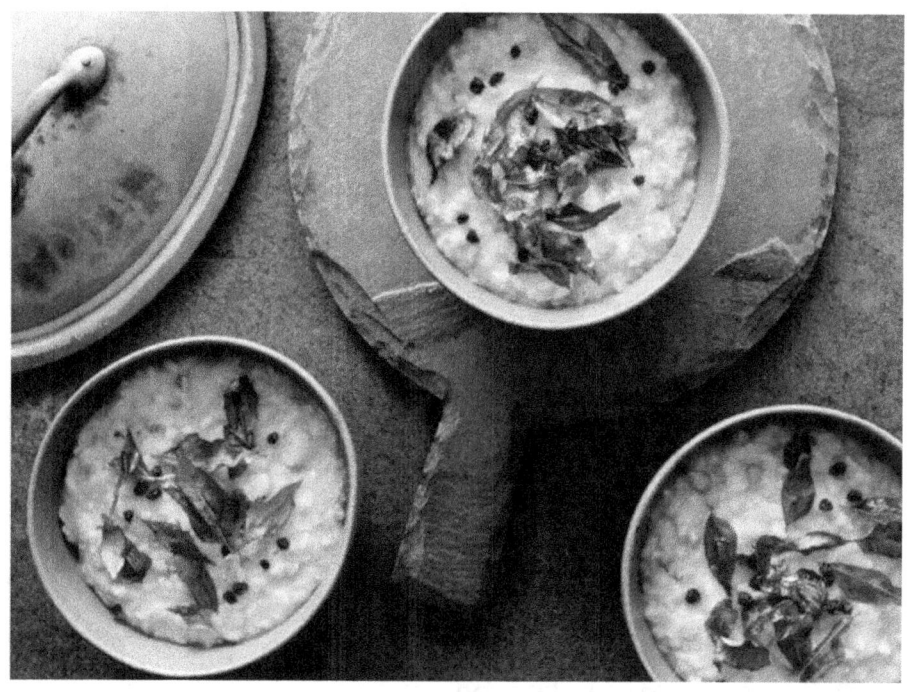

Gerir: 6 skammta

HRÁEFNI:

- 2 matskeiðar kókosolía
- ½ tsk asafoetida duft
- ½ tsk túrmerikduft
- 1 tsk kúmenfræ
- 1 tsk svört sinnepsfræ
- 20 fersk karrýblöð, grófsöxuð
- 6 heilar þurrkaðar rauðar chile paprikur, gróft saxaðar
- ½ gulur eða rauðlaukur, afhýddur og skorinn í teninga
- 14 aura dós af kókosmjólk, létt eða full fitu
- 1 bolli af vatni
- 1 tsk Rasam duft eða Sambhar Masala
- 1½ tsk gróft sjávarsalt
- 1 tsk rautt chile duft eða cayenne
- 3 bollar soðnar linsubaunir
- 1 matskeið saxað ferskt kóríander, til skrauts

LEIÐBEININGAR:

a) Forhitið olíuna yfir miðlungshita.
b) Bætið við asafoetida, túrmerik, kúmeni, sinnepi, karrýlaufum og rauðri chile papriku.
c) Eldið í 30 sekúndur, eða þar til fræin síast.
d) Blandið lauknum saman við.
e) Eldið í um það bil 2 mínútur, hrærið oft til að forðast að festast.
f) Bætið við kókosmjólkinni, vatni, Rasam duftinu eða Sambhar Masala, salti og rauðu chili dufti.

g) Látið suðuna koma upp og látið malla í 2 mínútur, eða þar til bragðið fyllir mjólkina.
h) Bætið linsunum út í.
i) Látið malla í 4 mínútur.
j) Berið fram skreytt með kóríander.

60. *Goan linsubaunakókos   Karrí*

Gerir: 6 skammta

HRÁEFNI:
- 1 matskeið olía
- ½ laukur, afhýddur og skorinn í teninga
- 1 stykki engiferrót, afhýdd og rifin eða söxuð
- 4 hvítlauksrif, afhýdd og rifin eða söxuð
- 1 tómatur, skorinn í teninga
- 2 grænir tælenskur, serrano eða cayenne chiles, saxaðir
- 1 matskeið malað kóríander
- 1 matskeið malað kúmen
- 1 tsk túrmerikduft
- 1 tsk tamarindmauk
- 1 tsk af jaggery eða púðursykri
- 1½ tsk gróft sjávarsalt
- 3 bollar af vatni
- 4 bollar soðnar heilar linsubaunir
- 1 bolli kókosmjólk, venjuleg eða létt
- Safi úr ½ sítrónu
- 1 matskeið saxað ferskt kóríander, til skrauts

LEIÐBEININGAR:
a) Hitið olíuna í stórum, þungum potti yfir miðlungshita.
b) Bætið lauknum út í og eldið í 2 mínútur, eða þar til laukurinn er aðeins brúnaður.
c) Bætið engiferrótinni og hvítlauknum út í.
d) Eldið í eina mínútu í viðbót.
e) Bætið tómötum, chiles, kóríander, kúmeni, túrmerik, tamarind, jaggery, salti og vatni út í.

f) Látið suðuna koma upp, lækkið síðan niður í lágan hita og setjið lok á í 15 mínútur.
g) Bætið linsubaunum og kókosmjólk út í.
h) Bætið sítrónusafanum og kóríander út í eftir smekk.

61. Chana Masala belgjurtir

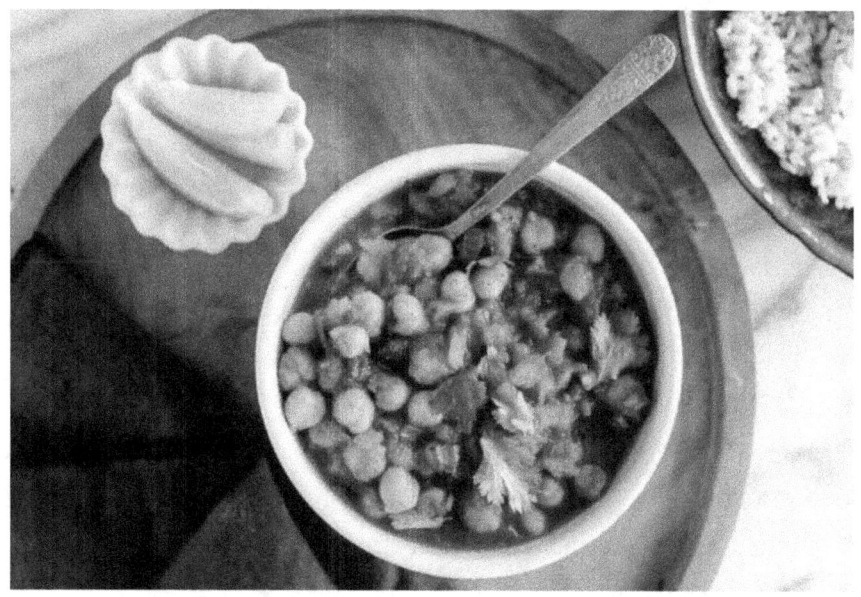

Gerir: 6 skammta

HRÁEFNI:
- 2 matskeiðar olía
- 1 tsk af kúmenfræjum
- ½ tsk túrmerikduft
- 2 matskeiðar Chana Masala
- 1 gulur eða rauðlaukur, afhýddur og skorinn í teninga
- 1 stykki af engiferrót, afhýdd og rifin eða söxuð
- 4 hvítlauksrif, afhýdd og rifin eða söxuð
- 2 tómatar, skornir í bita
- 2 grænir tælenskur, serrano eða cayenne chiles, saxaðir
- 1 tsk rautt chile duft eða cayenne
- 1 msk gróft sjávarsalt
- 1 bolli af vatni
- 4 bollar soðnar baunir eða linsubaunir

LEIÐBEININGAR:
a) Hitið olíuna á djúpri, þungri pönnu yfir miðlungshita.
b) Bætið kúmeninu, túrmerikinu og Chana Masala út í og eldið í 30 sekúndur, eða þar til fræin síast.
c) Bætið lauknum út í og eldið í um eina mínútu, eða þar til hann er mjúkur.
d) Bætið engiferrótinni og hvítlauknum út í.
e) Eldið í eina mínútu í viðbót.
f) Bætið tómötunum, grænum chiles, rauðu chile duftinu, salti og vatni út í.

g) Látið suðuna koma upp og látið malla í 10 mínútur, eða þar til allt hráefnið hefur blandast saman.
h) Eldið baunirnar eða linsurnar þar til þær eru mjúkar.

62. Hægt eldaðar baunir og linsubaunir

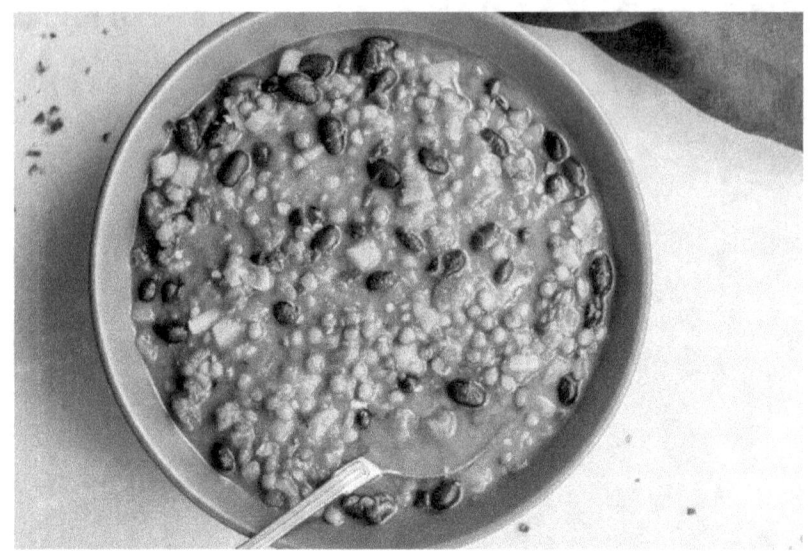

Gerir: 8

HRÁEFNI:

- 2 bollar þurrkaðar lima baunir, teknar yfir og þvegnar
- $\frac{1}{2}$ gulur eða rauðlaukur, afhýddur og saxaður gróft
- 1 tómatur, skorinn í teninga
- 1 stykki af engiferrót, afhýdd og rifin eða söxuð
- 2 hvítlauksrif, afhýdd og rifin eða söxuð
- 2 grænir tælenskur, serrano eða cayenne chiles, saxaðir
- 3 heilir negull
- 1 tsk af kúmenfræjum
- 1 tsk rautt chile duft eða cayenne
- teskeið af grófu sjávarsalti
- $\frac{1}{2}$ tsk túrmerikduft
- $\frac{1}{2}$ tsk garam masala
- 7 bollar af vatni
- $\frac{1}{4}$ bolli hakkað ferskt kóríander

LEIÐBEININGAR:

a) Í hæga eldavélinni skaltu sameina allt hráefnið nema kóríander.
b) Eldið á háum hita í 7 klukkustundir, eða þar til baunirnar hafa brotnað niður og orðið rjómalögaðar.
c) Taktu negulnaglana út.
d) Skreytið með fersku kóríander.

63. Chana og Split Moong Dal með piparflögum

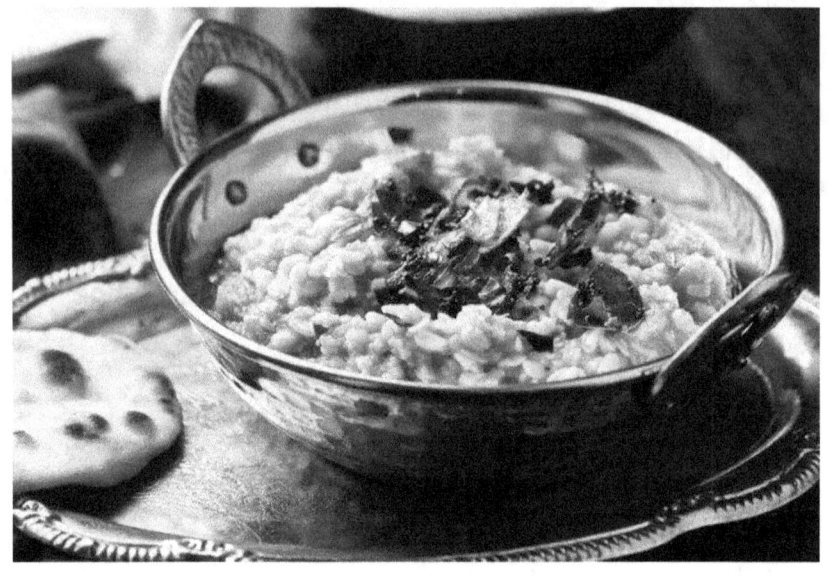

Gerir: 8 skammta

HRÁEFNI:

- 1 bolli klofið gramm, tekið yfir og þvegið
- 1 bolli þurrkaðar klofnar grænar linsubaunir með hýði, teknar yfir og þvegnar
- ½ gulur eða rauðlaukur, afhýddur og skorinn í teninga
- 1 stykki engiferrót, afhýdd og rifin eða söxuð
- 4 hvítlauksrif, afhýdd og rifin eða söxuð
- 1 tómatur, afhýddur og skorinn í teninga
- 2 grænir tælenskur, serrano eða cayenne chiles, saxaðir
- 1 matskeið auk 1 teskeið af kúmenfræjum, skipt
- 1 tsk túrmerikduft
- 2 tsk gróft sjávarsalt
- 1 tsk rautt chile duft eða cayenne
- 6 bollar af vatni
- 2 matskeiðar olía
- 1 tsk rauð paprika flögur
- 2 matskeiðar hakkað ferskt kóríander

LEIÐBEININGAR:

a) Í hæga eldavélinni skaltu sameina klofna grammið, grænar linsubaunir, laukur, engiferrót, hvítlauk, tómata, chiles, 1 matskeið af kúmeni, túrmerik, salti, rauðu chile dufti og vatni.
b) Eldið í 5 klukkustundir á háum hita.
c) Undir lok eldunartímans, hitaðu olíuna á grunnri pönnu við miðlungshita.
d) Blandið út í 1 tsk af kúmeni sem eftir er.

e) Bætið rauðum piparflögum út í þegar olían er orðin heit.
f) Eldið í ekki meira en 30 sekúndur.
g) Kasta linsubaunir með þessari blöndu og kóríander.
h) Berið fram sem súpu.

64. Brún hrísgrjón og Adzuki Bean Dhokla

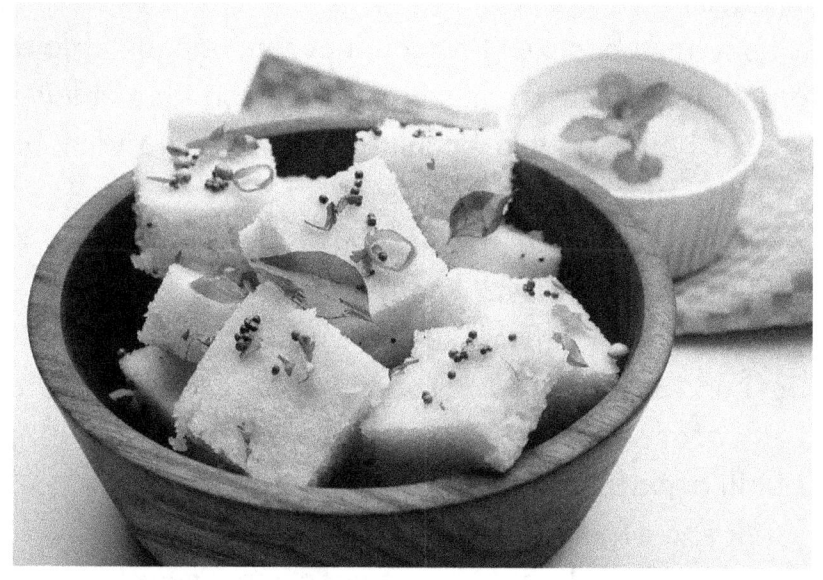

Gerir: 2 tugi ferninga

Hráefni
- ½ bolli brún basmati hrísgrjón þvegin og lögð í bleyti
- ½ bolli hvít basmati hrísgrjón þvegin og lögð í bleyti
- ½ bolli heilar adzuki baunir með hýði tekið yfir, þvegið og lagt í bleyti
- 2 matskeiðar klofið gramm, lagt í bleyti
- ¼ tsk fenugreek fræ, liggja í bleyti
- ½ 12 aura pakki af mjúku silkitófúi
- Safi úr 1 sítrónu
- 1 tsk gróft sjávarsalt
- 1 bolli af vatni
- ½ tsk eno eða matarsódi
- ½ tsk rautt chile duft, cayenne eða paprika
- 1 matskeið olía
- 1 tsk brún eða svört sinnepsfræ
- 15-20 karrýblöð, grófsöxuð
- 2 grænir taílenskir, serrano- eða cayenne-chiles, stilkar fjarlægðir, sneiðar langsum

LEIÐBEININGAR:
a) Blandið saman hrísgrjónum og linsubaunir, tofu, sítrónusafa, salti og vatni í blandara þar til það er slétt.
b) Hellið blöndunni í stóra blöndunarskál.
c) Setjið deigið til hliðar í 3 klst.
d) Hitið olíuna á stórri, ferningaðri pönnu.
e) Stráið eno eða matarsódanum yfir botninn og hrærið varlega 2 eða 3 sinnum.

f) Dreifið deiginu jafnt á tilbúna pönnu.
g) Í tvöföldum katli sem er nógu stór til að halda ferhyrndu pönnu þinni skaltu koma smá vatni að suðu.
h) Settu ferhyrndu pönnuna varlega í efsta hluta tvöfalda ketilsins.
i) Gufu í 15 mínútur, þakið.
j) Fjarlægðu ferhyrndu pönnuna úr tvöfalda katlinum.
k) Skerið dhoklana í ferninga og raðið þeim á disk í pýramídaformi.
l) Stráið rauðum chili, cayenne pipar eða papriku yfir.
m) Hitið smá olíu á pönnu við meðalhita
n) Blandið sinnepsfræjunum út í.
o) Bætið karrýlaufunum og chiles út í þegar þau byrja að poppa.
p) Hellið þessari blöndu jafnt yfir dhokla.
q) Berið fram strax með myntu, kóríander eða kókoshnetu chutney til hliðar.

65. Mung baunir og hrísgrjón með grænmeti

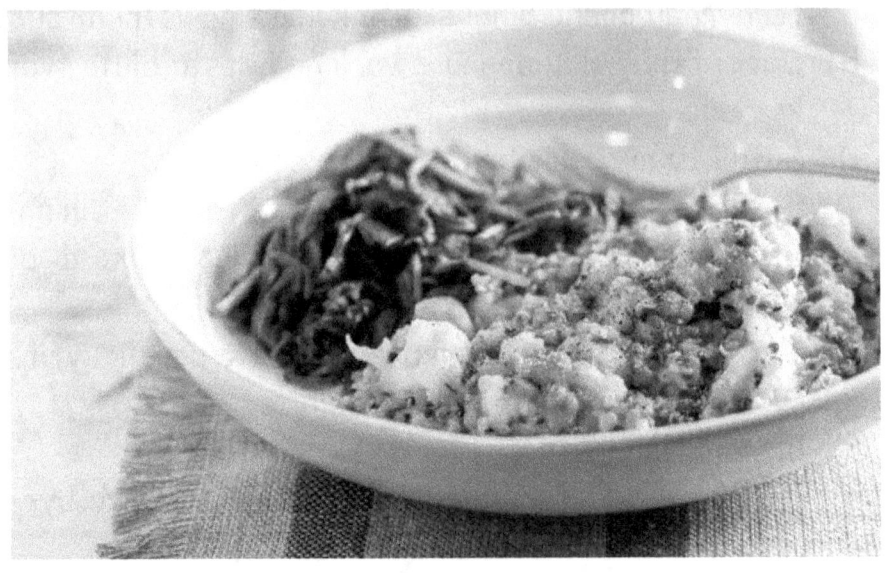

Gerir: 4 skammta

HRÁEFNI:
- 4 ½ bollar vatn
- ½ bolli heilar mungbaunir, skolaðar
- ½ bolli basmati hrísgrjón, skoluð
- 1 laukur, saxaður og 3 hvítlauksgeirar, saxaðir
- ¾ bolli fínt söxuð engiferrót
- 3 bollar niðurskorið grænmeti
- 2 matskeiðar hnetuolía
- ¾ matskeið túrmerik
- ¼ teskeið þurrkaður mulinn rauður chili
- ¼ tsk malaður svartur pipar
- ½ tsk kóríander
- ½ tsk kúmen
- ½ tsk salt

LEIÐBEININGAR:
a) Eldið mung baunirnar í sjóðandi vatni þar til þær byrja að klofna.
b) Eldið í 15 mínútur í viðbót, hrærið af og til, eftir að hrísgrjónunum er bætt út í.
c) Bætið grænmetinu við.
d) Hitið hnetuolíuna á pönnu og steikið laukinn, hvítlaukinn og engiferið þar til það er ljóst.
e) Bætið kryddinu út í og haltu áfram að elda í 5 mínútur, hrærið stöðugt í.
f) Blandið saman við soðnu hrísgrjónin og baunirnar.

66. Hrærið Grænmeti

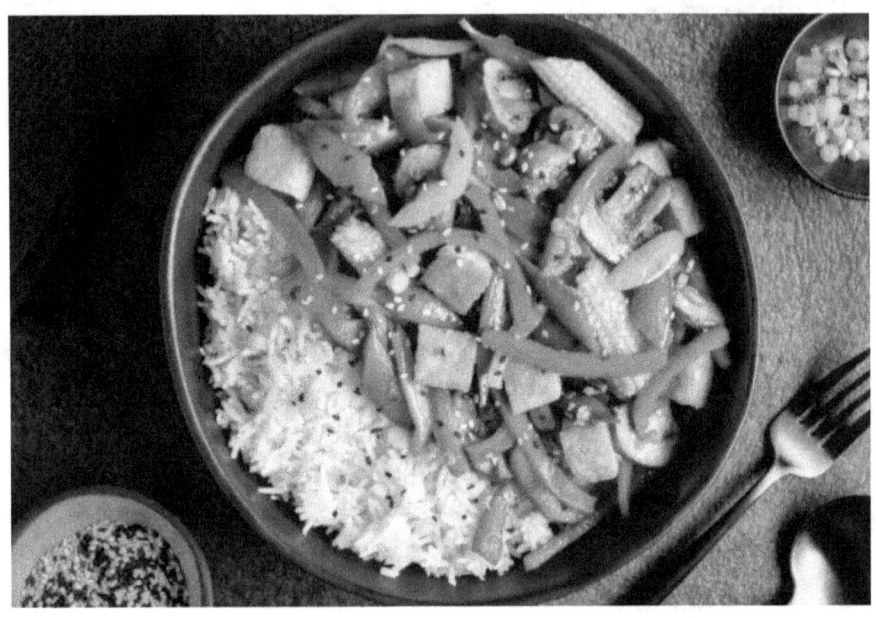

Gerir: 4 skammta

Hráefni:
- 3 bollar niðurskorið grænmeti
- 2 tsk rifið engifer
- 1 tsk olía
- ¼ teskeið asafoetida
- 1 matskeið sojasósa
- Ferskar kryddjurtir

LEIÐBEININGAR:
a) Hitið olíuna á pönnu.
b) Hrærið asafoetida og engifer saman við í 30 sekúndur.
c) Bætið grænmetinu út í og steikið í eina mínútu, bætið svo við skvettu af vatni, setjið lok á og eldið.
d) Bætið sojasósunni, sykri og salti saman við.
e) Eldið, lokið þar til það er næstum tilbúið.
f) Takið lokið af og haltu áfram að elda í nokkrar mínútur.
g) Bætið ferskum kryddjurtum út í.

67. Spænskar kjúklingabaunir og pasta

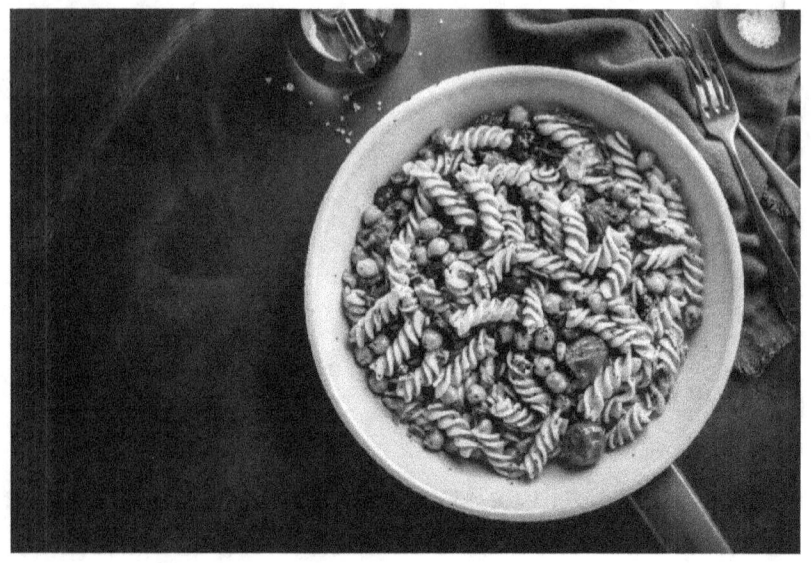

Gerir: 4

HRÁEFNI:

- 2 matskeiðar ólífuolía
- 2 hvítlauksgeirar, saxaðir
- ½ matskeið reykt paprika
- 1 matskeið malað kúmen
- ½ matskeið þurrkað oregano
- ¼ matskeið cayenne pipar
- Nýmalaður svartur pipar
- 1 gulur laukur
- 2 bollar ósoðið vegan glútenfrítt pasta
- 15 aura dós af hægelduðum tómötum
- 15 aura dós af fjórðungum þistilhjörtum
- 19 aura dós kjúklingabaunir
- 1,5 bollar grænmetissoð
- ½ matskeiðar salt
- ¼ búnt af ferskri steinselju, saxað
- 1 fersk sítróna

LEIÐBEININGAR:

a) Setjið hvítlauk í stóra pönnu með ólífuolíu.
b) Látið malla í 2 mínútur, eða þar til grænmetið er mjúkt og ilmandi.
c) Bætið reyktri papriku, kúmeni, oregano, cayenne pipar og nýbrotnum svörtum pipar á pönnuna.
d) Hrærið kryddin í heitu olíunni í eina mínútu í viðbót.
e) Bætið lauknum á pönnuna, skorinn í teninga.
f) Eldið þar til laukurinn er orðinn mjúkur og hálfgagnsær.

g) Bætið pastanu út í og eldið í 2 mínútur í viðbót.
h) Tæmið kjúklingabaunirnar og þistilhjörtun áður en þær eru settar á pönnuna með hægelduðum tómötum, grænmetissoði og hálfri teskeið af salti.
i) Bætið steinselju á pönnuna, geymið smá til að strá yfir fullunna réttinn.
j) Hrærið öllu hráefninu á pönnunni þar til það hefur blandast jafnt saman.
k) Látið suðuna koma upp, lækkið síðan niður í suðu í 20 mínútur.
l) Fjarlægðu lokið, þeytið með gaffli og skreytið með afganginum af saxaðri steinselju.
m) Skerið sítrónuna í sneiðar og kreistið safann yfir hvern skammt.

68. Húfulaust pasta

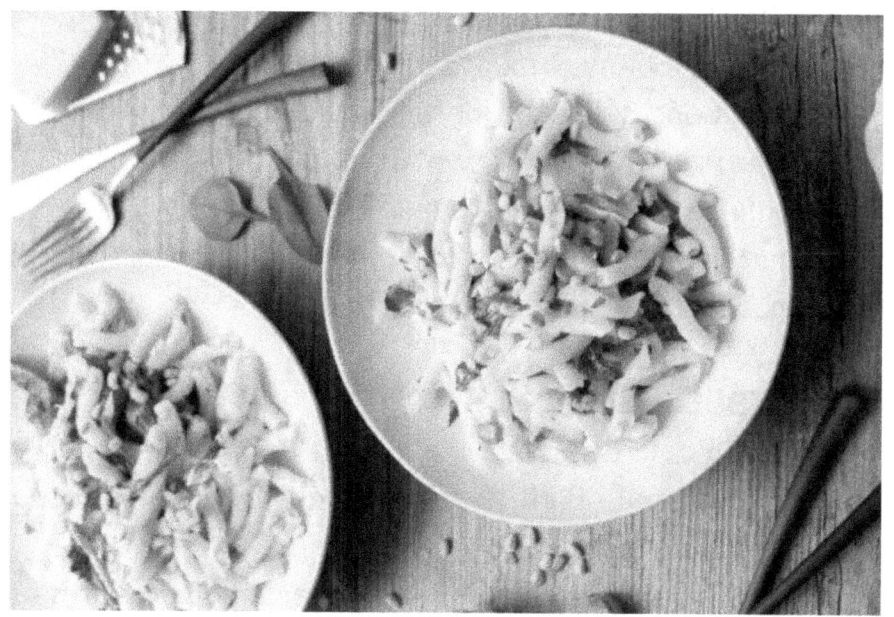

Gerir: 4 skammta

HRÁEFNI:
- 8 aura af bókhveitipasta
- 14 aura dós af þistilhjörtum, saxað
- 1 handfylli af ferskri myntu, söxuð
- ½ bolli saxaður grænn laukur
- 2 matskeiðar sólblómafræ
- 4 matskeiðar extra virgin ólífuolía

LEIÐBEININGAR:
a) Sjóðið pott af vatni.
b) Eldið pastað í 8 til 12 mínútur, allt eftir leiðbeiningum á pakkanum.
c) Þegar pastað er tilbúið skaltu tæma það og setja í skál.
d) Blandið ætiþistlum, myntu, grænum lauk og sólblómafræjum saman í blöndunarskál.
e) Dreypið ólífuolíu yfir og blandið saman.

69. Brún hrísgrjón risotto

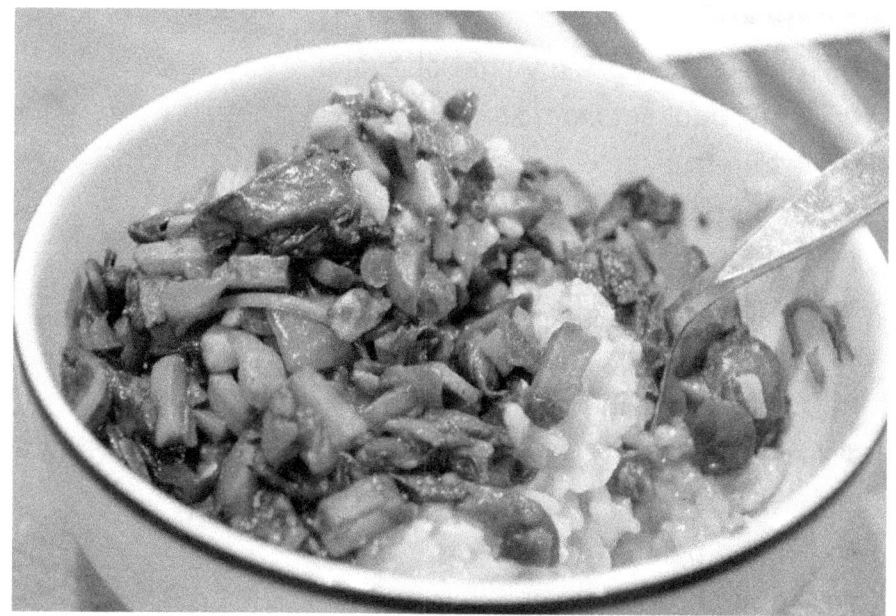

Gerir: 4 skammta

HRÁEFNI:

- 1 matskeið extra virgin ólífuolía
- 2 hvítlauksgeirar, saxaðir
- 1 tómatur, saxaður
- 3 handfylli af barnaspínati
- 1 bolli sveppir, saxaðir
- 2 bollar spergilkál
- Salt og pipar, eftir smekk
- 2 bollar soðin brún hrísgrjón
- Klípa saffran

AÐ ÞJÓNA

- Rifinn parmesan
- Rauð chili flögur

LEIÐBEININGAR:

a) Hitið olíuna á pönnu yfir meðalhita.
b) Steikið hvítlaukinn þar til hann fer að verða gullinn.
c) Blandið tómötum, spínati, sveppum og spergilkáli saman við salti og pipar; eldið þar til grænmetið er mjúkt.
d) Hrærið hrísgrjónum og saffran út í, leyfið grænmetissafanum að renna inn í hrísgrjónin.
e) Berið fram heitt eða kalt, með parmesan og rauðum piparflögum.

70. Quinoa Tabboule ha

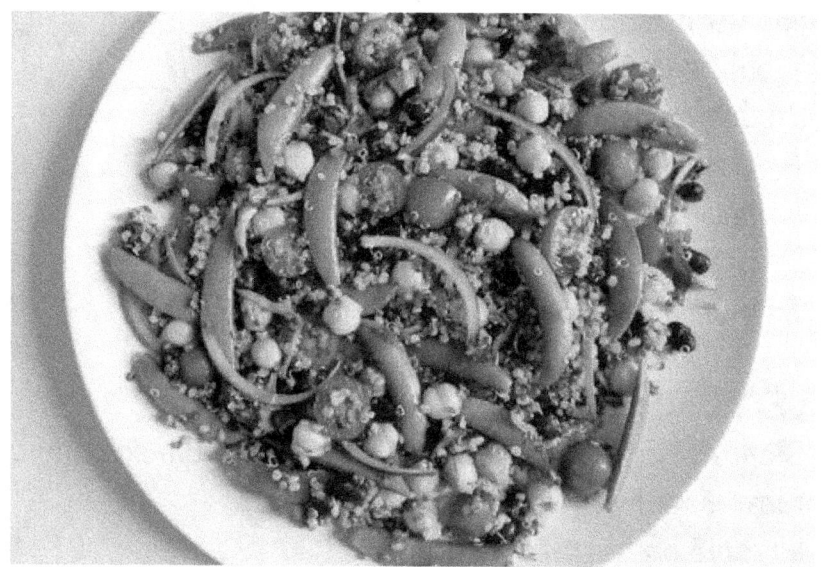

Gerir: 2 skammta

HRÁEFNI:
- ½ bolli soðið kínóa
- 2 búnt af steinselju, smátt saxað
- ½ hvítlaukur, skorinn í bita
- 1 tómatur, skorinn í teninga
- 1 matskeið extra virgin ólífuolía
- Safi úr 1 sítrónu

LEIÐBEININGAR:
a) Blandið kínóa, steinselju, lauk og tómötum saman í skál.
b) Klæðið með ólífuolíu og sítrónusafa.
c) Hrærið og njótið.

71. Hirsi, hrísgrjón og granatepli

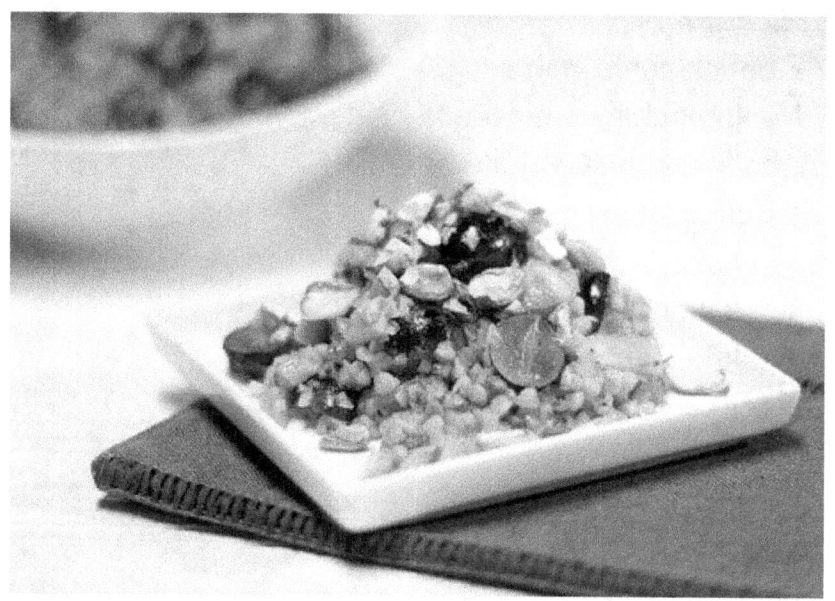

Gerir: 2 skammta

HRÁEFNI:

- 2 bollar þunnt poh
- 1 bolli uppblásið hirsi eða hrísgrjón
- 1 bolli vegan súrmjólk
- ½ bolli granatepli bitar
- 5-6 karrýblöð
- ½ tsk sinnepsfræ
- ½ tsk kúmenfræ
- ⅛ teskeið asafoetida
- 5 tsk olía
- Sykur eftir smekk
- Salt eftir smekk
- Fersk eða þurrkuð kókos - rifin
- Fersk kóríanderblöð

LEIÐBEININGAR:

a) Hitið olíuna og bætið síðan sinnepsfræjunum út í.
b) Bætið við kúmenfræjunum, asafoetida og karrýlaufunum þegar þau poppa.
c) Setjið poh í skál.
d) Blandið olíukryddblöndunni, sykri og salti saman við.
e) Þegar pohe hefur kólnað skaltu blanda því saman við jógúrt, kóríander og kókos.
f) Berið fram skreytt með kóríander og kókos.

AÐALRÉTTUR: KARRI

72. Grasker karrý með krydduðum fræjum

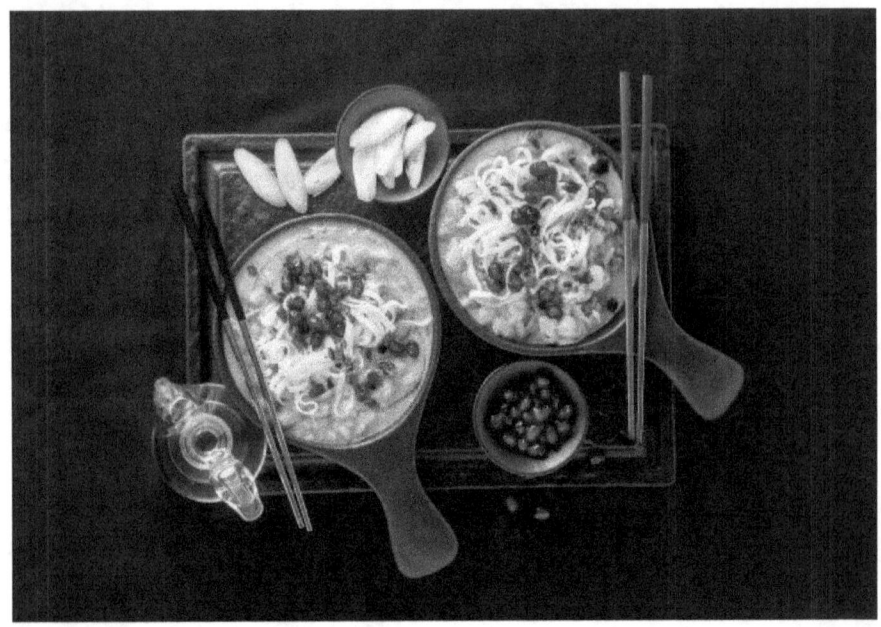

Gerir: 4 skammta

HRÁEFNI:
- 3 bollar grasker - skorið í bita
- ¼ matskeiðar fenugreek fræ
- ¼ matskeiðar af fennelfræjum
- 2 matskeiðar olía
- Klípa asafoetida
- 5-6 karrýblöð
- ½ matskeið rifinn engifer
- Fersk kóríanderblöð
- 1 matskeið tamarindmauk
- ½ matskeiðar sinnepsfræ
- ½ matskeiðar kúmenfræ
- 2 matskeiðar - þurr, möluð kókos
- 2 matskeiðar ristaðar jarðhnetur
- Salt og púðursykur eða jaggery eftir smekk

LEIÐBEININGAR:
a) Hitið olíuna í litlum potti og bætið sinnepsfræjunum út í.
b) Bætið við kúmeni, fenugreek, asafoetida, engifer, karrýlaufum og fennel þegar þau poppa.
c) Steikið í 30 sekúndur.
d) Bætið við graskeri og salti.
e) Hellið tamarindmaukinu eða vatni sem inniheldur deigið út í.
f) Bæta við jaggery og púðursykri.
g) Blandið kókosmjölinu og hnetuduftinu saman við.

h) Eldið í nokkrar mínútur lengur.
i) Skreytið með kóríander.

73. Okra karrí

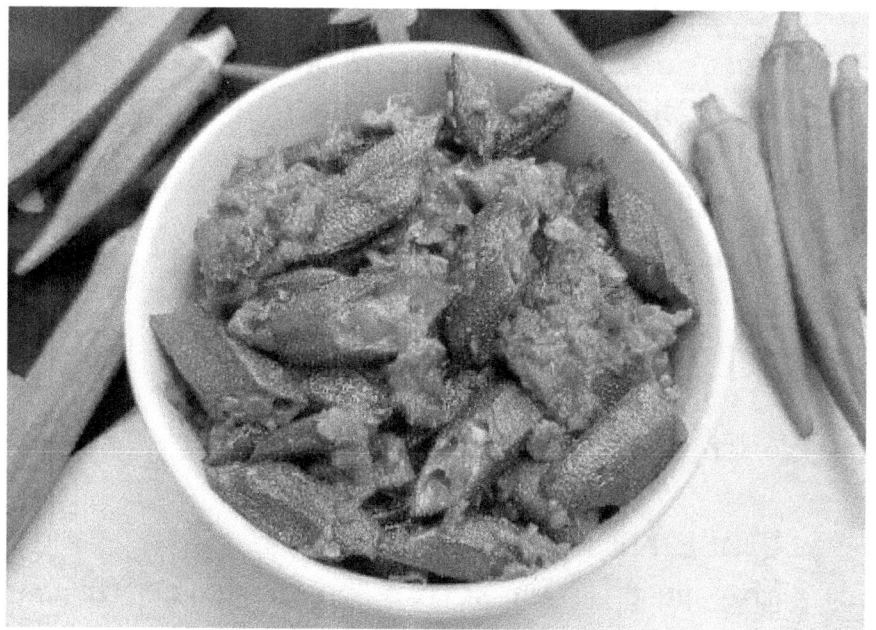

Gerir: 4 skammta

HRÁEFNI:

- 2 bollar okra, skorið í eins cm bita
- 2 matskeiðar rifinn engifer
- 1 matskeið sinnepsfræ
- ½ matskeiðar kúmenfræ
- 2 matskeiðar olía
- Salt eftir smekk
- Klípa asafoetida
- 2-3 matskeiðar ristað hnetuduft
- Kóríander lauf

LEIÐBEININGAR:

a) Hitið olíuna í litlum potti og bætið sinnepsfræjunum út í.
b) Þegar þau byrja að poppa skaltu bæta við kúmeninu, asafoetida og engiferinu.
c) Hrærið okrinu og salti saman við þar til það er meyrt.
d) Eldið í 30 sekúndur í viðbót eftir að hnetuduftinu hefur verið bætt við.
e) Skreytið með kóríanderlaufum áður en borið er fram.

74. Grænmetis kókos karrý

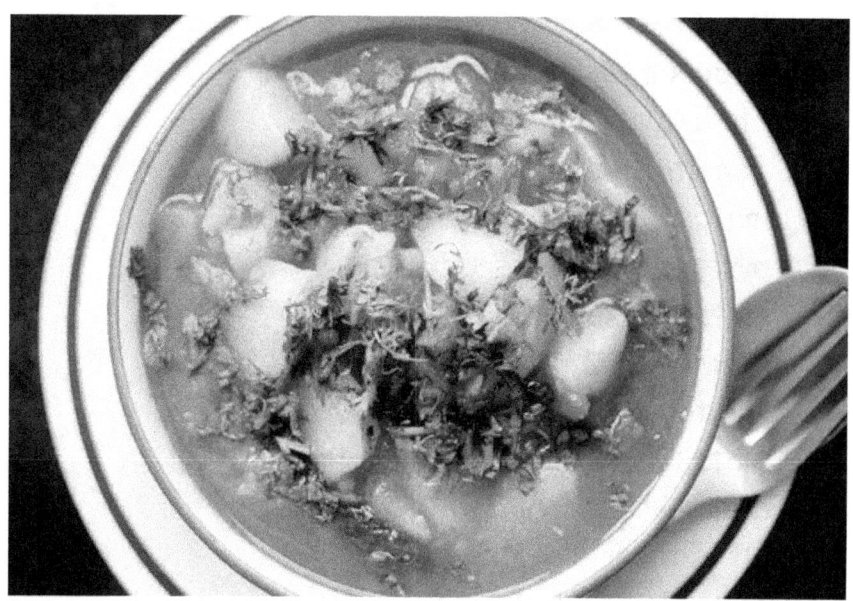

Gerir: 4 skammta

HRÁEFNI:
- 2-stór kartöflur, skornar í teninga
- 1½ bolli blómkál, skorið í báta
- 3 tómatar r saxaðir í bita
- 1 matskeiðar olía
- 1 matskeið sinnepsfræ
- 1 matskeið kúmenfræ
- 5-6 karrýblöð
- Klípa túrmerik
- 1 matskeið rifinn engifer
- Fersk kóríanderblöð
- Salt eftir smekk
- Fersk eða þurrkuð kókos - rifin

LEIÐBEININGAR:
a) Hitið olíuna og hrærið sinnepsfræjunum út í.
b) Bætið restinni af kryddinu út í og eldið í 30 sekúndur.
c) Bætið blómkálinu, tómötunum og kartöflunum saman við smá vatn, setjið lok á og látið malla þar til það er mjúkt, hrærið af og til.
d) Blandið kókos, salti og kóríanderlaufum saman við.

75. Basic grænmetiskarrí

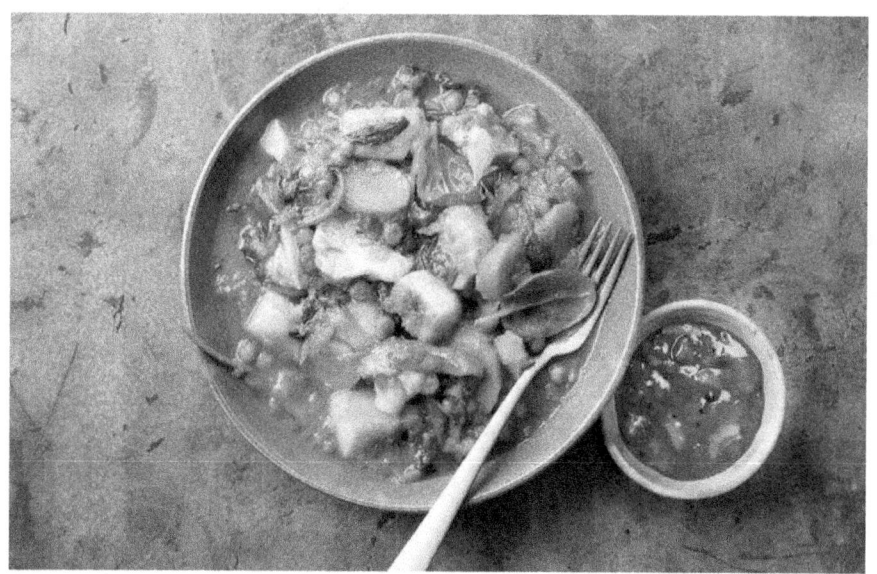

Gerir: 4 skammta

Hráefni:
- 250g grænmeti, saxað
- 1 tsk olía
- ½ tsk sinnepsfræ
- ½ tsk kúmenfræ
- Klípa asafoetida
- 4-5 karríblöð
- ¼ tsk túrmerik
- ½ tsk kóríanderduft
- Klípa chili duft
- Rifinn engifer
- Fersk kóríanderblöð
- Sykur/jaggery og salt eftir smekk
- Fersk eða þurrkuð kókos

LEIÐBEININGAR:
a) Hitið olíuna og hrærið sinnepsfræjunum út í.
b) Bætið kúmeninu, engiferinu og restinni af kryddunum út í þegar þau poppa.
c) Bætið grænmetinu út í og eldið þar til það er meyrt.
d) Bætið við smá vatni, setjið lok á pottinn og látið malla.
e) Bætið við sykri, salti, kókos og kóríander eftir að grænmetið er soðið.

76. Black Eye Bean og Kókos Curry

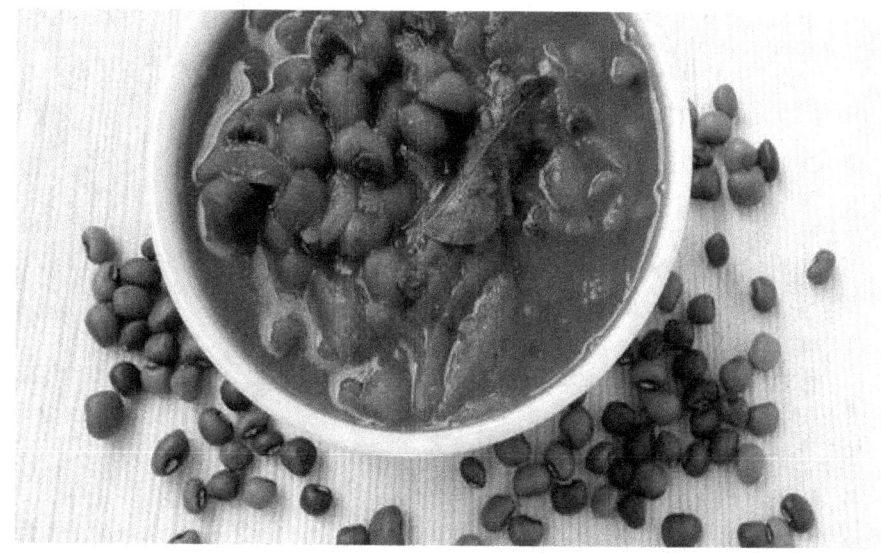

Gerir: 4 skammta

HRÁEFNI:
- ½ bolli svartaugnabaunir, lagðar í bleyti yfir nótt
- 2 bollar af vatni
- 1 matskeiðar olía
- 1 msk sinnepsfræ
- 1 matskeiðar kúmenfræ
- 1 matskeiðar asafoetida
- 1 matskeið rifinn engifer
- 5-6 karrýblöð
- 1 matskeiðar túrmerik
- 1 matskeið kóríanderduft
- 2 tómatar, saxaðir
- 2 matskeiðar ristað hnetuduft
- Fersk kóríanderblöð
- Fersk kókos, rifin
- Sykur og salt eftir smekk

LEIÐBEININGAR:
a) Eldið baunirnar í hraðsuðukatli eða potti á eldavélinni.
b) Hitið olíuna í litlum potti og bætið sinnepsfræjunum út í.
c) Bætið kúmenfræunum, asafoetida, engiferinu, karrýlaufunum, túrmerikinu og kóríanderduftinu út í þegar þau poppa.
d) Blandið ristuðu hnetuduftinu og tómötunum saman við.
e) Bætið baununum og vatni út í.

f) Haltu áfram að hræra af og til þar til maturinn er vel eldaður.

g) Kryddið með sykri og salti og toppið með kóríanderlaufum og kókos.

77. Blómkál kókos karrý

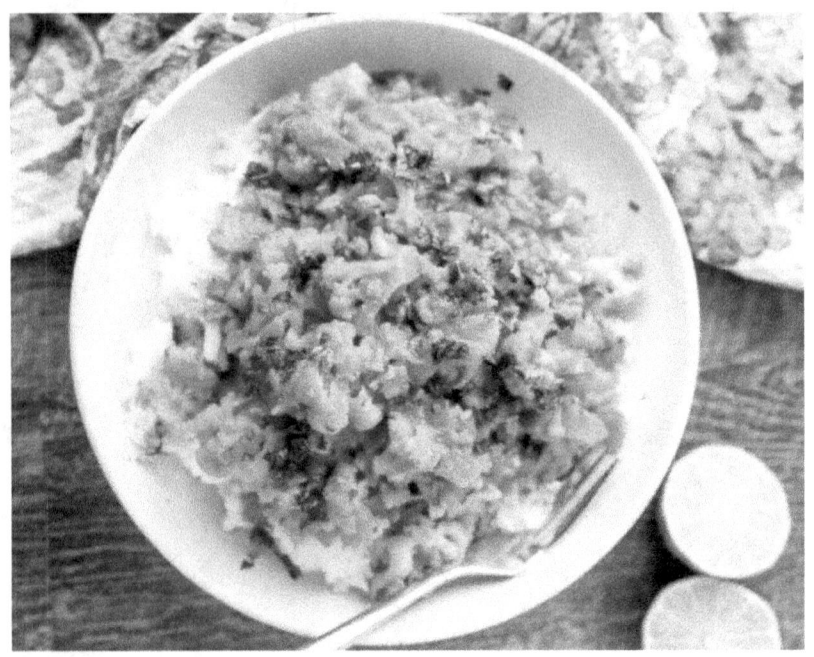

Gerir: 4 skammta

Hráefni:
- 3 bollar blómkál - skorið í blómkál
- 2 tómatar - saxaðir
- 1 tsk olía
- 1 tsk sinnepsfræ
- 1 tsk kúmenfræ
- Klípa túrmerik
- 1 tsk rifinn engifer
- Fersk kóríanderblöð
- Salt eftir smekk
- Fersk eða þurrkuð kókos - rifin

LEIÐBEININGAR:
a) Hitið olíuna og hrærið sinnepsfræjunum út í.
b) Bætið restinni af kryddinu út í og eldið í 30 sekúndur.
c) Bætið tómötunum út í og eldið í 5 mínútur.
d) Bætið blómkálinu og smá vatni út í, setjið lok á og eldið, hrærið af og til, þar til það er mjúkt.
e) Bætið kókos, salti og kóríanderlaufum út í.

78. Blómkál og kartöflukarrí

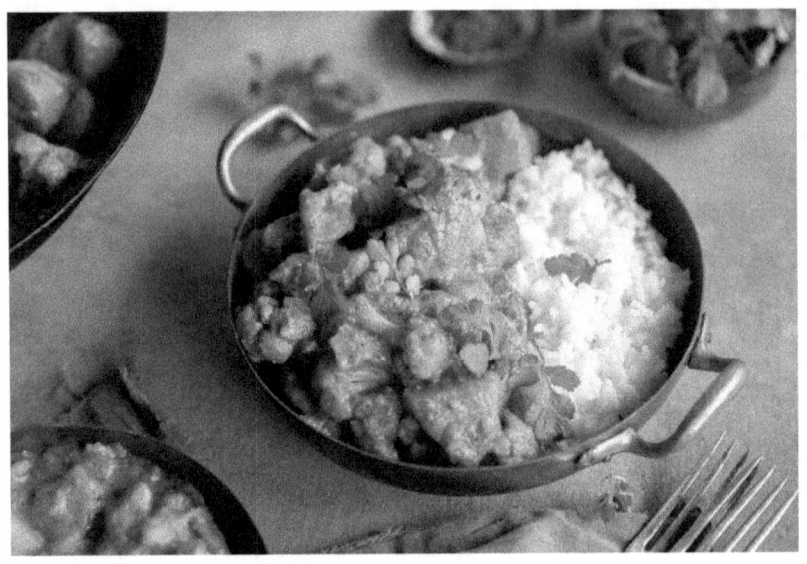

Gerir: 4 skammta

Hráefni:
- 2 bollar blómkál, skorið í báta
- 2-stór kartöflur, skornar í teninga
- 1 tsk olía
- 1 tsk sinnepsfræ
- 1 tsk kúmenfræ
- 5-6 karrýblöð
- Klípa túrmerik
- 1 tsk rifinn engifer
- Fersk kóríanderblöð
- Salt eftir smekk
- Fersk eða þurrkuð kókos - rifin
- Sítrónusafi - eftir smekk

LEIÐBEININGAR:
a) Hitið olíuna og hrærið sinnepsfræjunum út í.
b) Bætið restinni af kryddinu út í og eldið í 30 sekúndur.
c) Bætið blómkálinu og kartöflunum saman við smá vatn og setjið lok á og látið malla þar til það er næstum tilbúið, hrærið af og til.
d) Takið lokið af og eldið þar til grænmetið er meyrt og vatnið hefur gufað upp.
e) Setjið kókos, salt, kóríanderlauf og sítrónusafa inn í.

79. Kartöflur, blómkál og tómatar karrý

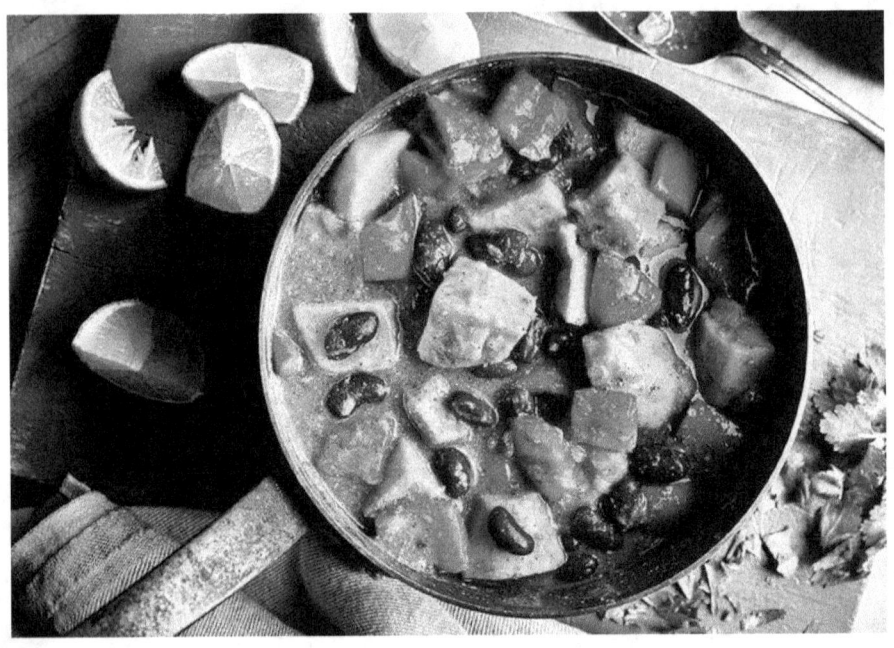

Gerir: 3-4 skammta

Hráefni:
- 2 kartöflur, skornar í teninga
- 1½ bolli blómkál, skorið í báta
- 3 tómatar, skornir í bita
- 1 tsk olía
- 1 tsk sinnepsfræ
- 1 tsk kúmenfræ
- 6 karríblöð
- Klípa túrmerik
- 1 tsk rifinn engifer
- Fersk kóríanderblöð
- Salt eftir smekk
- Fersk eða þurrkuð kókos - rifin

LEIÐBEININGAR:
a) Hitið olíuna og hrærið sinnepsfræjunum út í.
b) Bætið restinni af kryddinu út í og eldið í 30 sekúndur.
c) Látið malla, hrærið af og til.
d) Bætið blómkáli, tómötum, kartöflum og vatni saman við.
e) Endið með kókos, salti og kóríanderlaufum.

80. Blandað grænmeti og linsukarrý

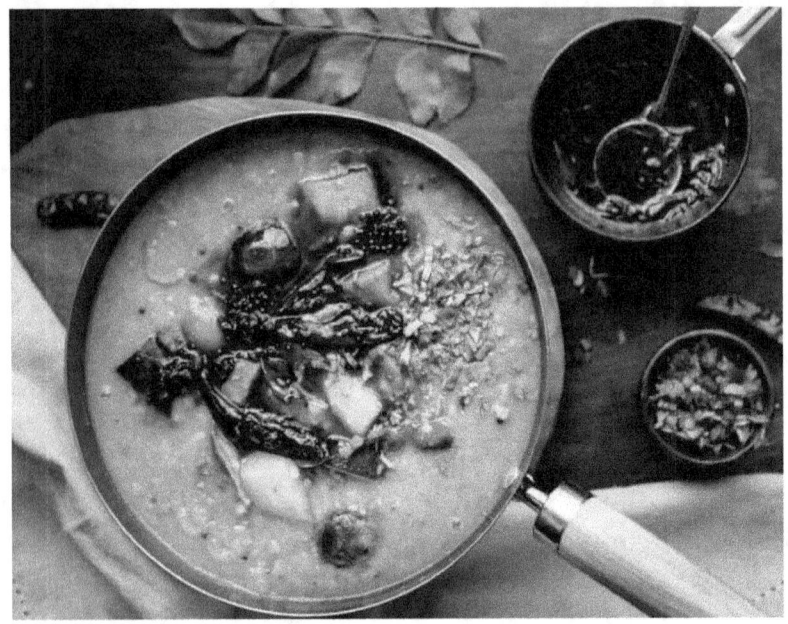

Gerir: 4 skammta

Hráefni:
- ¼ bolli toor eða mung dal
- ½ bolli grænmeti - sneið
- 1 bolli af vatni
- 2 tsk olía
- ½ tsk kúmenfræ
- ½ tsk rifinn engifer
- 5-6 karrýblöð
- 2 tómatar - saxaðir
- Sítróna eða tamarind eftir smekk
- Jaggery eftir smekk
- ½ salt eða eftir smekk
- Sambhar masala
- Kóríander lauf
- Fersk eða þurrkuð kókos

LEIÐBEININGAR:
a) Í hraðsuðukatli, eldið tor dal og grænmeti í 20 mínútur.
b) Hitið olíu á sérstakri pönnu og bætið við kúmenfræjum, engifer og karrýlaufum.
c) Eldið í 34 mínútur eftir að tómötunum er bætt út í.
d) Bætið sambhar masala og grænmetis dal blöndunum saman við.
e) Látið suðuna koma upp í eina mínútu og bætið svo tamarindinu eða sítrónunni, jaggery og salti út í.
f) Sjóðið í aðrar 23 mínútur.
g) Skreytið með kókos og kóríander.

81. Tómatkarrí

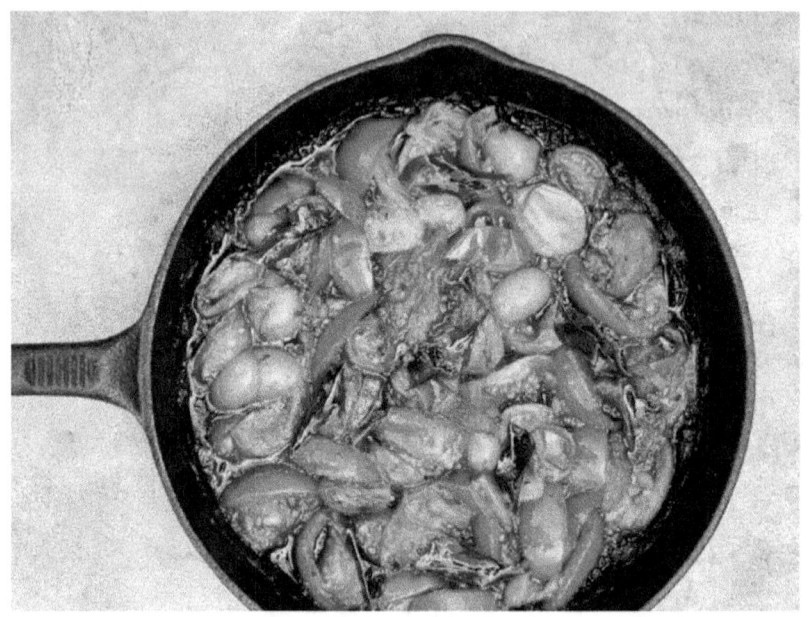

Gerir: 4 skammta

Hráefni:

- 250 g tómatar, saxaðir
- 1 tsk olía
- ½ tsk sinnepsfræ
- ½ tsk kúmenfræ
- 4-5 karríblöð
- Klípa túrmerik
- Klípa asafoetida
- 1 tsk rifinn engifer
- 1 kartöflu - soðin og maukuð
- 1 til 2 matskeiðar ristað hnetuduft
- 1 matskeið þurr kókos
- Sykur og salt eftir smekk
- Kóríander lauf

LEIÐBEININGAR:

a) Hitið olíuna í litlum potti og bætið sinnepsfræjunum út í.
b) Bætið við kúmeni, karrýlaufum, túrmerik, asafoetida og engifer.
c) Bætið tómötunum út í og hrærið af og til þar til hann er soðinn.
d) Bætið kartöflumúsinni, ristuðu hnetudufti, sykri, salti og kókos saman við.
e) Eldið í 1 mínútu í viðbót.
f) Skreytið með ferskum kóríanderlaufum og berið fram.

82. Hvítt grasakarrý

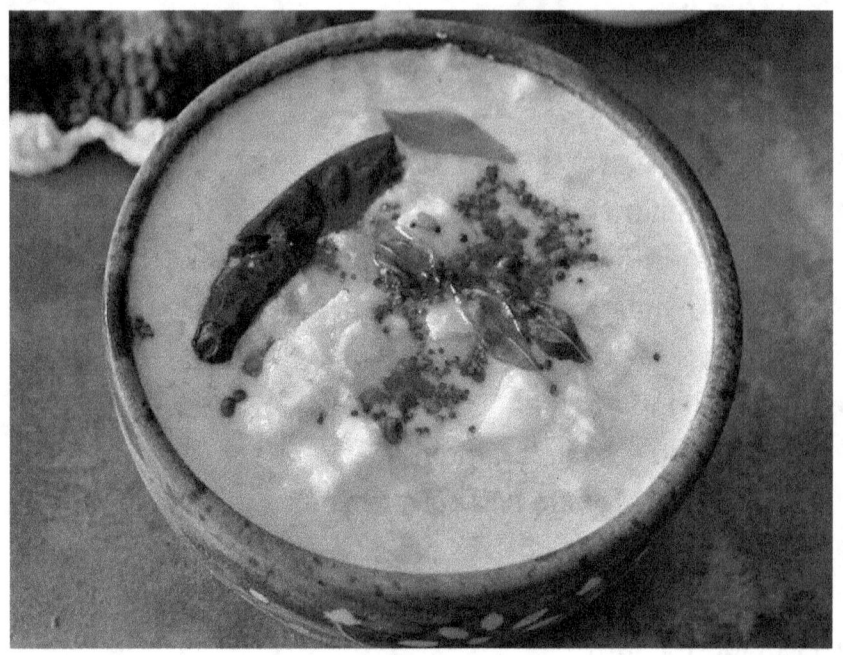

Gerir: 4 skammta

Hráefni:
- 250 g ra ms hvítur grasker
- 1 tsk olía
- ½ tsk sinnepsfræ
- ½ tsk kúmenfræ
- 4-5 karríblöð
- Klípa túrmerik
- Klípa asafoetida
- 1 tsk rifinn engifer
- 1 til 2 matskeiðar ristað hnetuduft
- Púðursykur og salt eftir smekk

LEIÐBEININGAR:

a) Hitið olíuna í litlum potti og bætið sinnepsfræjunum út í.

b) Bætið við kúmeni, karrýlaufum, túrmerik, asafoetida og engifer.

c) Bætið hvíta graskerinu og smá vatni út í, setjið lok á og eldið, hrærið af og til, þar til graskerið er mjúkt.

d) Eldið í eina mínútu í viðbót eftir að hafa bætt við ristuðu hnetuduftinu, sykri og salti.

83. Karrí vetrarmelóna

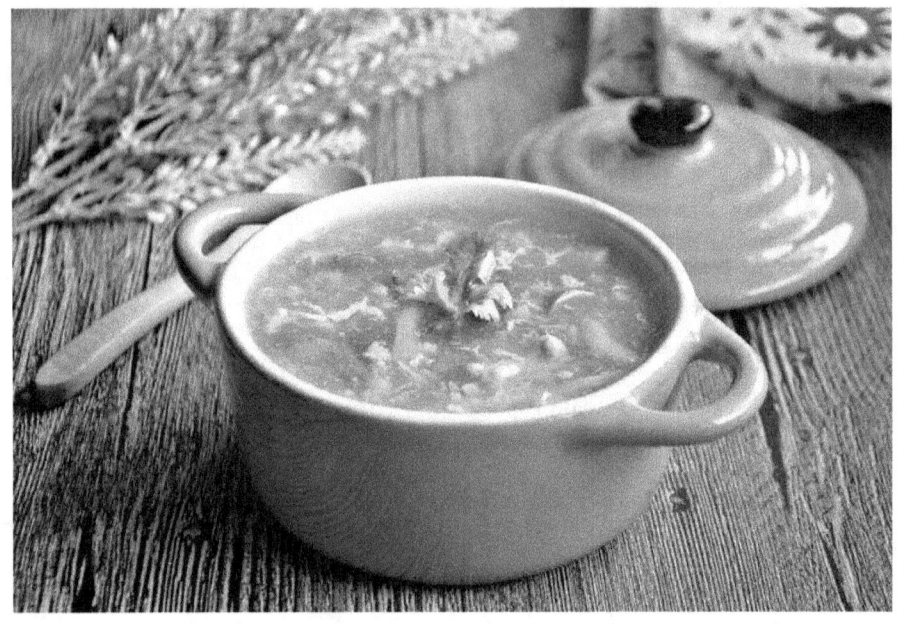

Gerir: 3 skammta

HRÁEFNI:
- 2 matskeiðar olía
- ½ tsk asafoetida
- 1 tsk kúmenfræ
- ½ tsk túrmerikduft
- 1 vetrarmelóna, húð eftir á, skorin í teninga
- 1 tómatur, skorinn í teninga

LEIÐBEININGAR:
a) Hitið olíuna á djúpri, þungri pönnu yfir miðlungshita.
b) Bætið asafoetida, kúmeni og túrmerik út í og sjóðið í 30 sekúndur, eða þar til fræin eru suðandi.
c) Bætið vetrarmelónunni út í.
d) Bætið tómötunum út í og látið malla í 15 mínútur.
e) Takið pönnuna af hitanum.
f) Stilltu lokið þannig að það hylji pottinn alveg og setjið til hliðar í 10 mínútur.

84. Karrí innblásið af Sambhar-helluborði

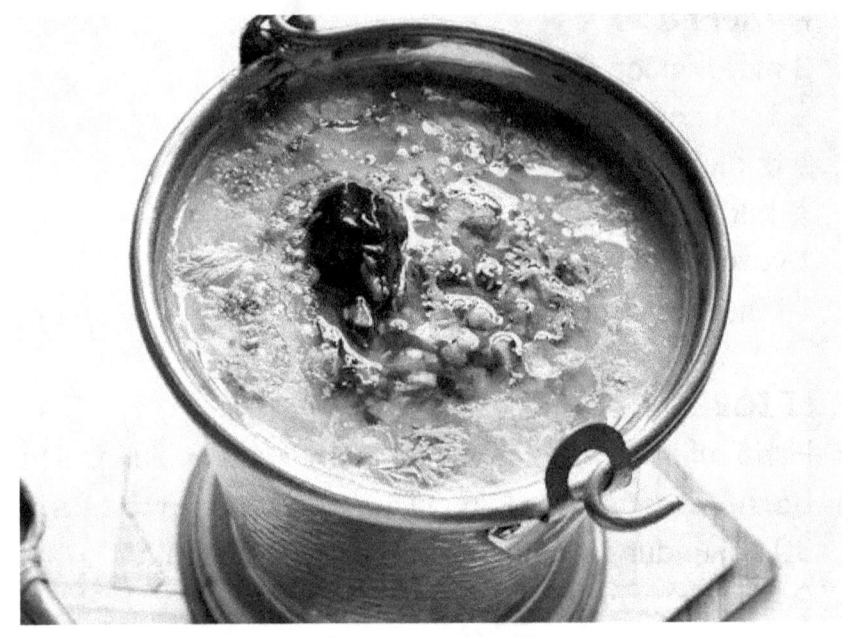

Gerir: 9

HRÁEFNI:
- 2 bollar af soðnum baunum eða linsubaunum
- 9 bollar af vatni
- 1 kartöflu, afhýdd og skorin í teninga
- 1 tsk tamarindmauk
- 5 bollar grænmeti, skorið í teninga og niðurskorið
- 2 matskeiðar af Sambhar Masala
- 1 matskeið olía
- 1 tsk asafoetida duft
- 1 matskeið svört sinnepsfræ
- 5-8 heilir þurrkaðir rauðir chili, grófsaxaðir
- 8-10 fersk karrýblöð, grófsöxuð
- 1 tsk rautt chile duft eða cayenne
- 1 msk gróft sjávarsalt

LEIÐBEININGAR:
a) Sameina baunirnar eða linsubaunir, vatn, kartöflur, tamarind, grænmeti og Sambhar Masala í potti yfir meðalhita.
b) Látið suðuna koma upp.
c) Látið malla í 15 mínútur, eða þar til grænmetið visnar og mýkist.
d) Hitið olíuna á pönnu við meðalhita.
e) Bætið asafoetida og sinnepsfræjunum út í.
f) Um leið og fræin byrja að skjóta, bætið rauðum chili og karrýlaufum út í.
g) Eldið í 2 mínútur í viðbót, hrærið oft.

h) Þegar karrýblöðin eru farin að brúnast og krullast skaltu bæta þeim við linsurnar.
i) Eldið í 5 mínútur til viðbótar.
j) Bætið salti og rauðu chilidufti út í.

85. Punjabi karríbaunir og linsubaunir

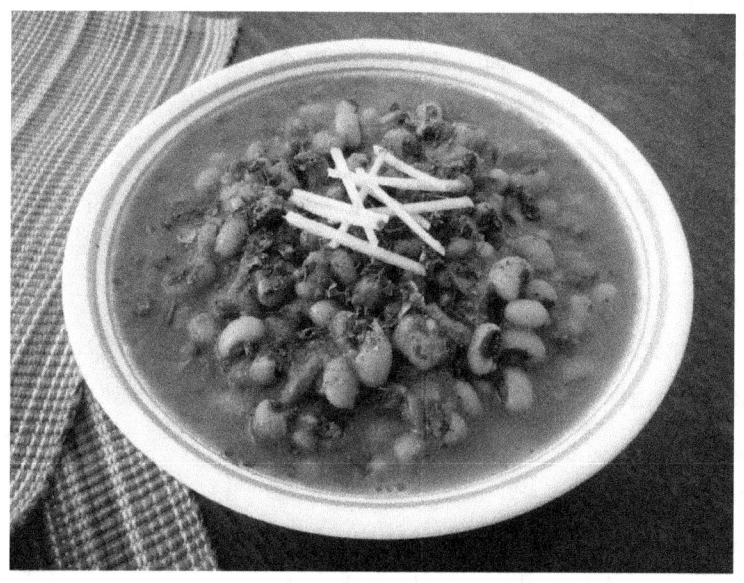

Gerir: 7

HRÁEFNI:

- 1 gulur eða rauðlaukur, afhýddur og saxaður gróft
- 1 stykki engiferrót, afhýdd og saxuð gróft
- 4 hvítlauksrif, afhýdd og skorin
- 2-4 grænir taílenskir, serrano- eða cayenne-chili
- 2 matskeiðar olía
- ½ tsk asafoetida
- 2 tsk kúmenfræ
- 1 tsk túrmerikduft
- 1 kanilstöng
- 2 heil negul
- 1 svartur kardimommubelgur
- 2 tómatar, skrældir og skornir í teninga
- 2 matskeiðar tómatmauk
- 2 bollar soðnar linsubaunir
- 2 bollar soðnar baunir
- 2 bollar af vatni
- 2 tsk gróft sjávarsalt
- 2 tsk garam masala
- 1 tsk rautt chile duft eða cayenne
- 2 matskeiðar af söxuðum ferskum kóríander

LEIÐBEININGAR:
a) Blandið lauknum, engiferrótinni, hvítlauknum og chiles saman í vatnsmikið deig í matvinnsluvél.
b) Hitið olíuna á djúpri, þungri pönnu yfir miðlungshita.
c) Bætið asafoetida, kúmeni, túrmerik, kanil, negul og kardimommum á pönnuna.

d) Eldið í 30 sekúndur, eða þar til blandan síast.
e) Bætið laukmaukinu hægt út í.
f) Eldið þar til það er brúnt, um 2 mínútur, hrærið af og til.
g) Bætið tómötunum, tómatmaukinu, linsubaununum og baununum, vatni, salti, garam masala og rauðu chili saman við.
h) Látið suðuna koma upp, lækkið síðan niður í lágan hita og sjóðið áfram í 10 mínútur.
i) Takið út allt kryddið.
j) Berið fram með kóríander.

86. Spínat, Squash & Tómatkarrí

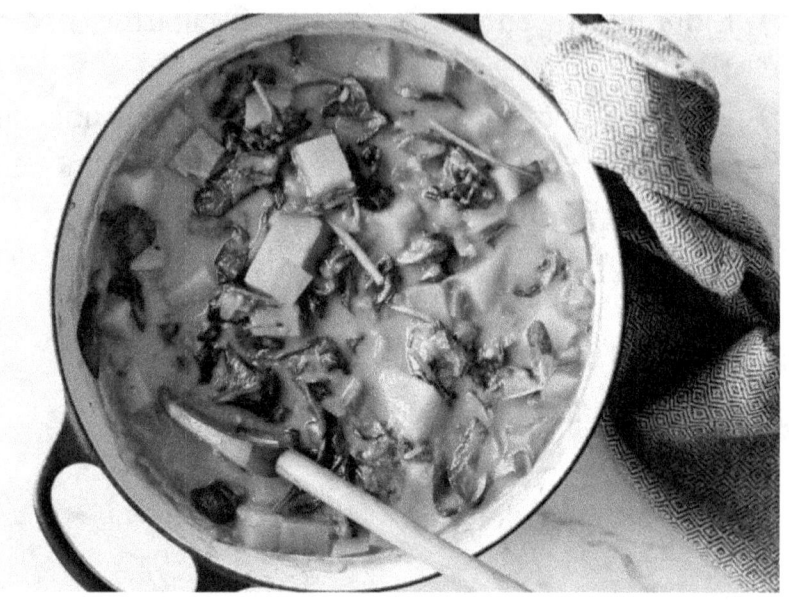

Gerir: 4

Hráefni:

- 2 matskeiðar jómfrú eða óhreinsuð kókosolía
- ½ meðalgulur laukur, skorinn í teninga
- 3 hvítlauksgeirar, saxaðir
- 2 matskeiðar hakkað engifer
- 2 tsk gult karrýduft, milt krydd
- 1 tsk malað kóríander
- ¾ tsk rauðar piparflögur, sjá fyrirsögn um krydd
- 4 bollar niðurskorinn butternutsquash, skorinn í teninga
- 14 aura dós af eldristuðum muldum tómötum
- ⅔ bolli fullfeiti kókosmjólk
- ¾ bolli vatn
- 1 tsk kosher salt
- 4 til 5 bollar af barnaspínati
- 4 til 5 bollar af soðnum hýðishrísgrjónum

LEIÐBEININGAR:

a) Hitið pott yfir meðalháum hita. Bætið kókosolíu út í og bætið svo lauknum út í. Steikið laukinn í um það bil 2 mínútur, þar til þeir byrja að mýkjast. Bætið hvítlauknum og engiferinu út í og eldið í eina mínútu.

b) Bætið karrýduftinu, kóríander og rauðum piparflögum út í og hrærið.

c) Bætið í hægelduðum squash, söxuðum tómötum, kókosmjólk, vatni og salti.

d) Lokið pottinum með loki og hitið allt að suðu.

e) Lækkið hitann í miðlungs og látið squash malla í 15 mínútur.
f) Eftir 15 mínútur skaltu stinga í bita af squash með gaffli til að sjá hvort leiðsögnin sé mjúk.
g) Slökktu á hitanum. Bætið barnaspínatinu út í og hrærið karrýið þar til spínatið fer að visna.
h) Berið karrýið fram í skálum með hlið af hýðishrísgrjónum eða uppáhalds korninu þínu.
i) Toppið með söxuðum hnetum, ef vill.

EFTIRLITIR

87. Carob mousse með avókadó

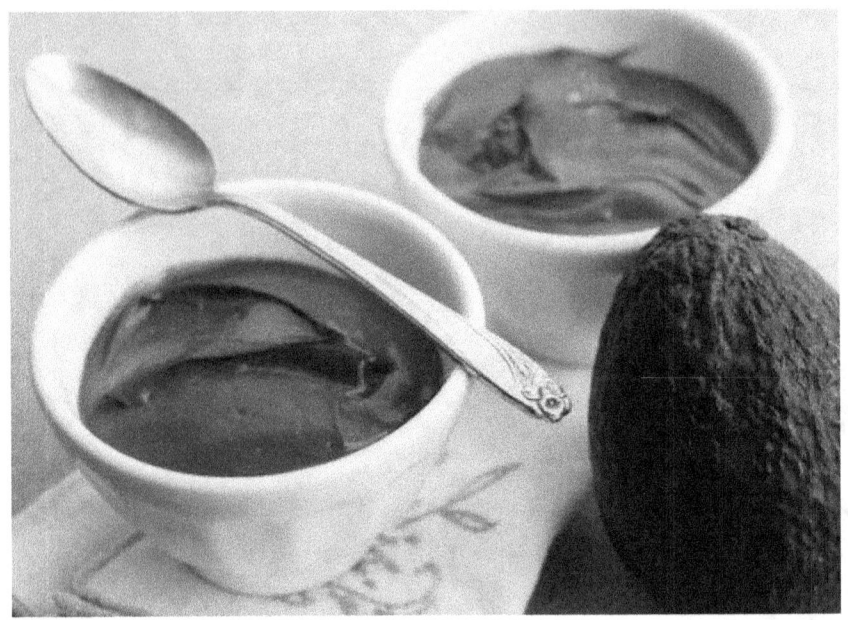

Gerir: 1 skammt

Hráefni:
- 1 msk kókosolía, brætt
- ½ bolli vatn
- 5 dagsetningar
- 1 matskeið karobduft
- ½ tsk möluð vanillustöng 1 avókadó
- ¼ bolli hindber, fersk eða frosin og þíða

LEIÐBEININGAR:
a) Blandið vatninu og döðlunum saman í matvinnsluvél.
b) Blandið kókosolíu, karobdufti og möluðu vanillustönginni út í.
c) Bætið avókadóinu út í og blandið í nokkrar sekúndur.
d) Berið fram með hindberjum í skál.

88. Krydduð mórber og epli

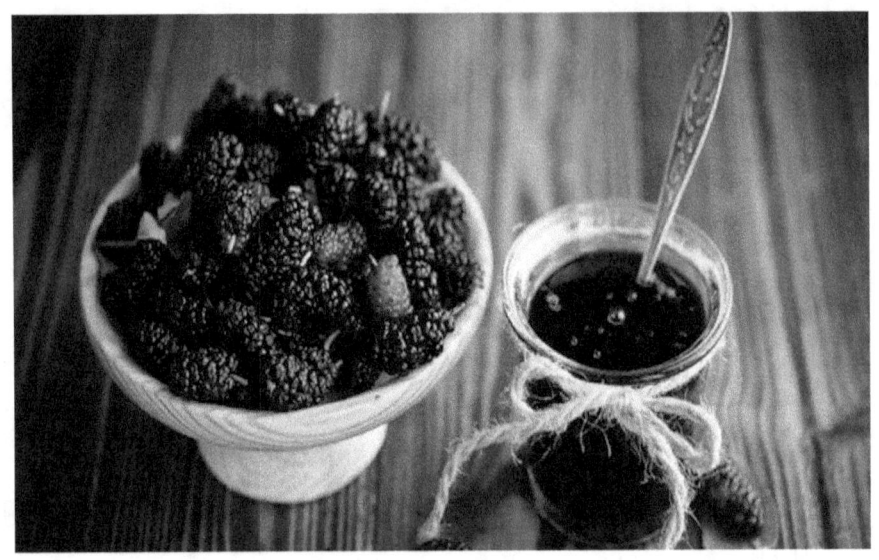

Gerir: 2 skammta

Hráefni:
- ½ tsk kardimommur
- 2 epli
- 1 tsk kanill
- 4 matskeiðar mórber

LEIÐBEININGAR:
a) Rífið eplin gróft og blandið saman við kryddin.
b) Bætið mórberjunum út í og látið standa í hálftíma áður en borið er fram.

89. Snilldar gulrótarkaka

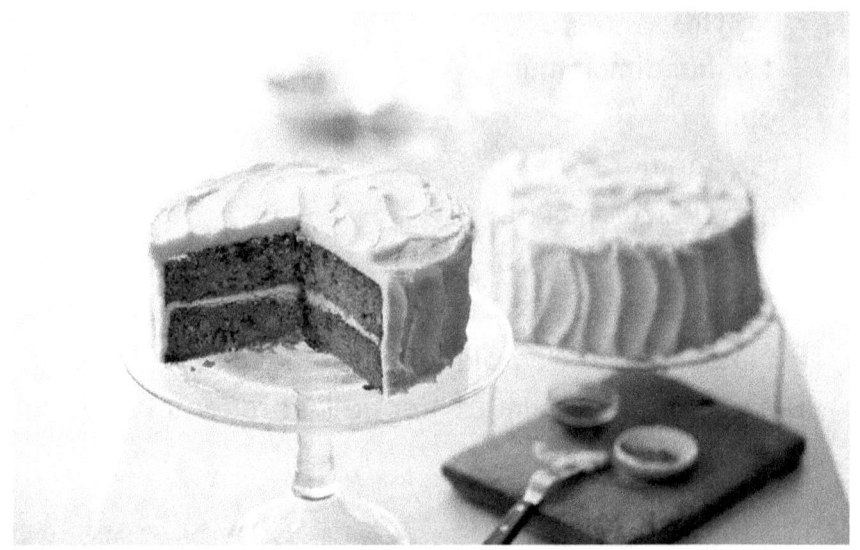

Gerir: 4

Hráefni:
- ¼ bolli kókosolía, brætt
- 6 gulrætur
- 2 rauð epli
- 1 tsk möluð vanillustöng
- 4 ferskar döðlur
- 1 msk sítrónusafi börkur af einni sítrónu, fínt rifinn
- 1 bolli goji ber

LEIÐBEININGAR:
a) Skerið gulræturnar í bita og hrærið þær í matvinnsluvél þar til þær eru grófsaxaðar.
b) Blandið saman við eplið sem búið er að skera í bita.
c) Bætið restinni af hráefnunum út í og vinnið þar til það hefur blandast vel saman.
d) Setjið deigið á fat og kælið í nokkrar klukkustundir áður en það er borið fram.
e) Toppið með goji berjum.

90. Trönuberjakrem

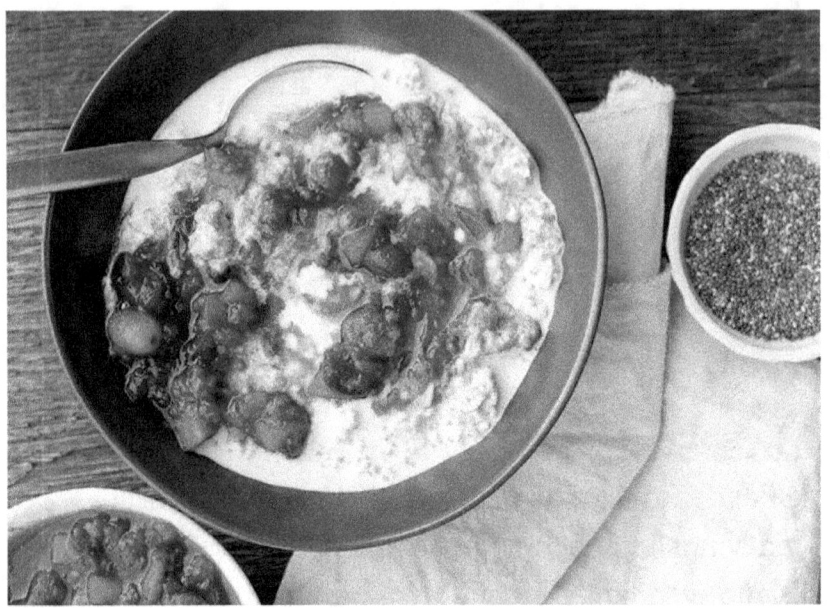

Gerir: 1 skammt

Hráefni:
- A avókadó
- 1½ bolli trönuber, lögð í bleyti
- 2 tsk sítrónusafi
- ½ bolli hindber, fersk eða frosin

LEIÐBEININGAR:
a) Blandið saman avókadó, trönuberjum og sítrónusafa.
b) Bætið við vatni ef þarf til að fá rjómalögun.
c) Setjið í skál og toppið með hindberjum.

91. Banana-, granóla- og berjaparfaítar

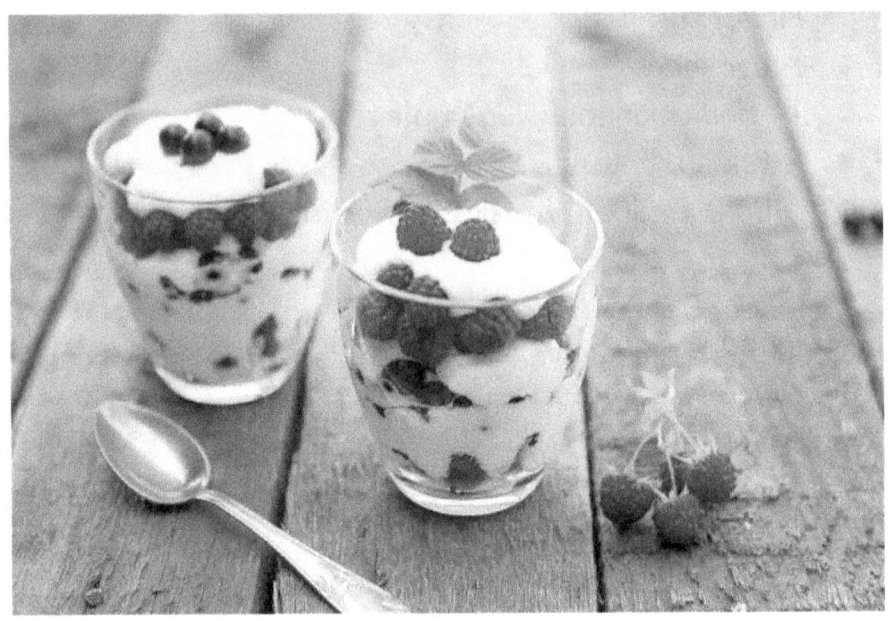

Gerir: 2

Hráefni:
- 1 msk konfektsykur
- ¼ bolli fituskert granóla
- 1 bolli sneið jarðarber
- 1 banani
- 12 aura vegan jógúrt með ananasbragði
- 2 tsk heitt vatn
- 1 matskeið kakó, ósykrað

LEIÐBEININGAR:
a) Leggðu vegan jógúrt, sneið jarðarber, sneiða banana og granola í tvö parfait glös.
b) Blandið saman kakói, sælgætissykri og vatni þar til það er slétt.
c) Úði yfir hvern parfait.

92. Bláberja & ferskja stökk

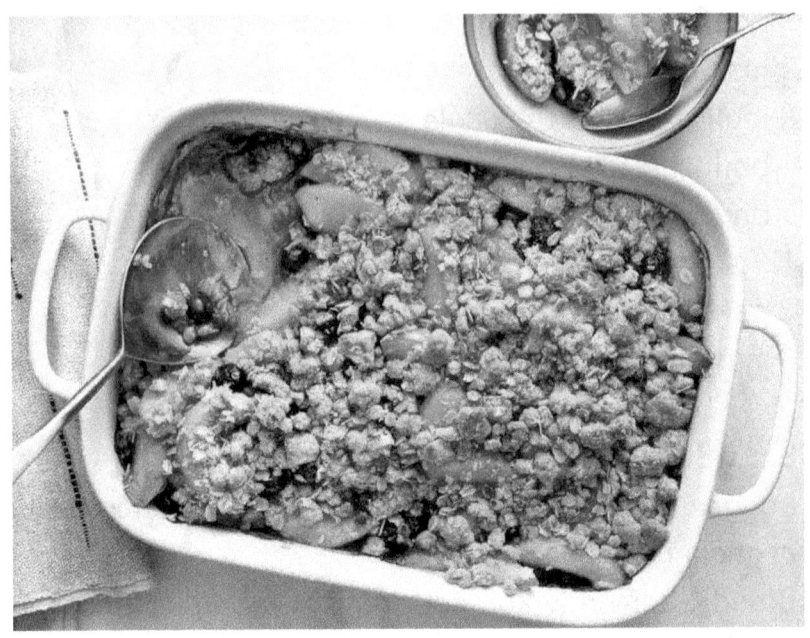

Gerir: 8

Hráefni:
- 6 bollar ferskar, skrældar og skornar í sneiðar
- 2 bollar fersk bláber
- ⅓ bolli auk ¼ bolli ljós púðursykur
- 2 matskeiðar möndlumjöl
- 2 tsk kanill , skipt _
- 1 bolli glútenlausir hafrar
- 3 matskeiðar maísolíu smjörlíki

LEIÐBEININGAR:
a) Forhitið ofninn í 350 gráður Fahrenheit.
b) Sameina bláber og ferskjur í eldfast mót.
c) Blandið saman ⅓ bolla púðursykri, möndlumjöli og 1 tsk kanil .
d) Hellið ferskjum og bláberjum út í til að blanda saman.
e) Blandið glútenlausu höfrunum saman, púðursykrinum sem eftir er og kanilnum sem eftir er .
f) Skerið smjörlíki í þar til það er molnað, stráið síðan yfir ávextina.
g) Bakið í 25 mínútur .

93. Haframjöl Brûlée

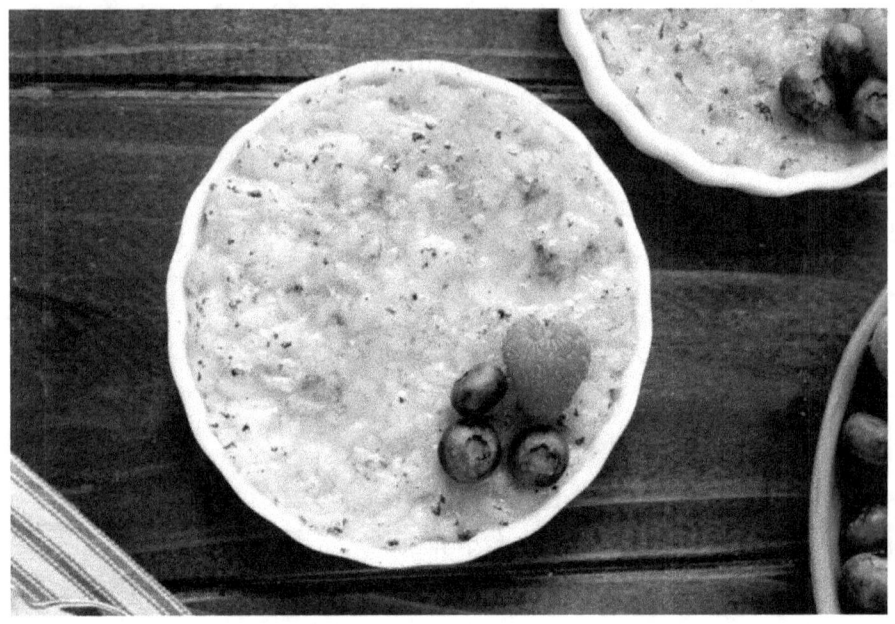

Gerir: 6 skammta

Hráefni:
- 3 ¼ bollar af möndlumjólk
- 2 bollar glútenlausir rúllaðir hafrar
- 1 tsk vanilluþykkni
- 1 tsk kanill
- 1 bolli hindber eða ber að eigin vali
- 2 matskeiðar valhnetur, saxaðar
- 2 matskeiðar púðursykur

LEIÐBEININGAR:
a) Hitið ofninn í 350°F og raðið muffinsformum.
b) Láttu möndlumjólk sjóða í potti ; blandið höfrum saman við og hyljið í 5 mínútur.
c) Bætið vanillu og kanil saman við og hrærið saman.
d) Fylltu hvern muffinsbolla hálfa leið með haframjöli.
e) Geymist í kæli fyrir 20 mínútur.
f) Toppið hvern haframjölsbolla með berjum, valhnetum og púðursykri.
g) Steikið þar til það er gullið , um 1 mínútu .

94. Fjölbreytt ber Granita

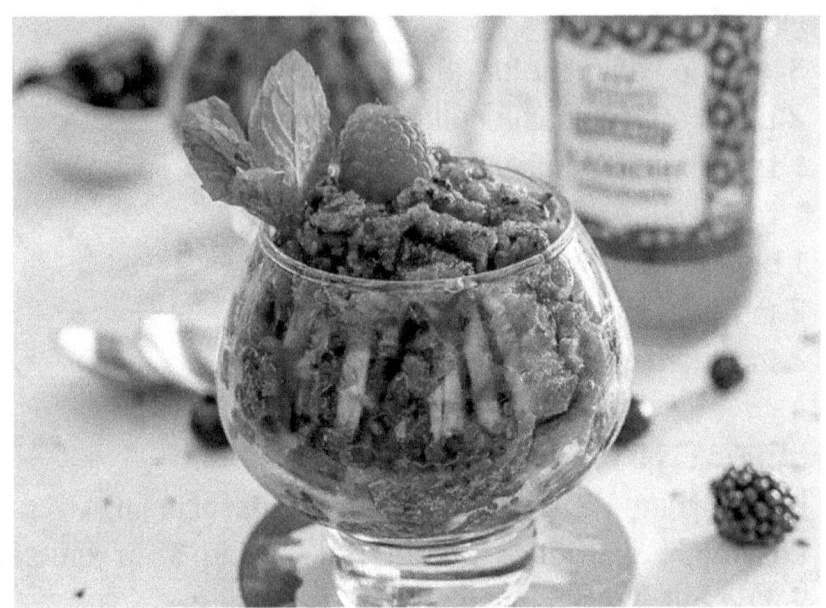

Gerir: 4

Hráefni:
- ½ bolli fersk jarðarber, afhýdd og skorin í sneiðar
- ½ bolli af ferskum hindberjum
- ½ bolli fersk bláber
- ½ bolli fersk brómber
- 1 matskeið af hlynsírópi
- 1 matskeið ferskur sítrónusafi
- 1 bolli ísmolar, muldir

LEIÐBEININGAR:
a) Setjið ber, hlynsíróp, sítrónusafa og ísmola í háhraða blandara og blandið á miklum hraða þar til mjúkt.
b) Færið berjablönduna yfir í eldfast mót, dreifið henni jafnt yfir og frystið í 30 mínútur.
c) Takið úr frystinum og hrærið granítuna alveg með gaffli.
d) Frystið í 2 klukkustundir, hrærið á 30 mínútna fresti.

95. Vegan ósykrað graskersís

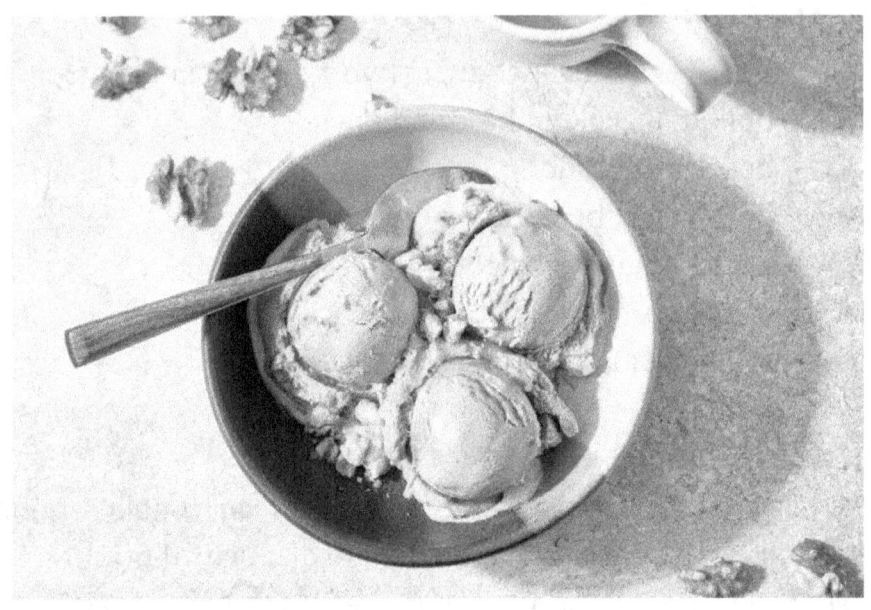

Gerir: 6

Hráefni:
- 15 aura af heimagerðu graskersmauki
- ½ bolli döðlur, grófhreinsaðar og saxaðar
- Tvær 14 aura dósir af ósykri kókosmjólk
- ½ tsk lífrænt vanilluþykkni
- 1½ tsk graskersbökukrydd
- ½ tsk malaður kanill

LEIÐBEININGAR:
a) Blandið öllu hráefninu þar til það er slétt.
b) Frysta _ í allt að 2 klst.
c) Hellið í ísvél og vinnið.
d) Frystið í 2 tíma í viðbót áður en það er borið fram.

96. Frosinn ávaxtarjómi

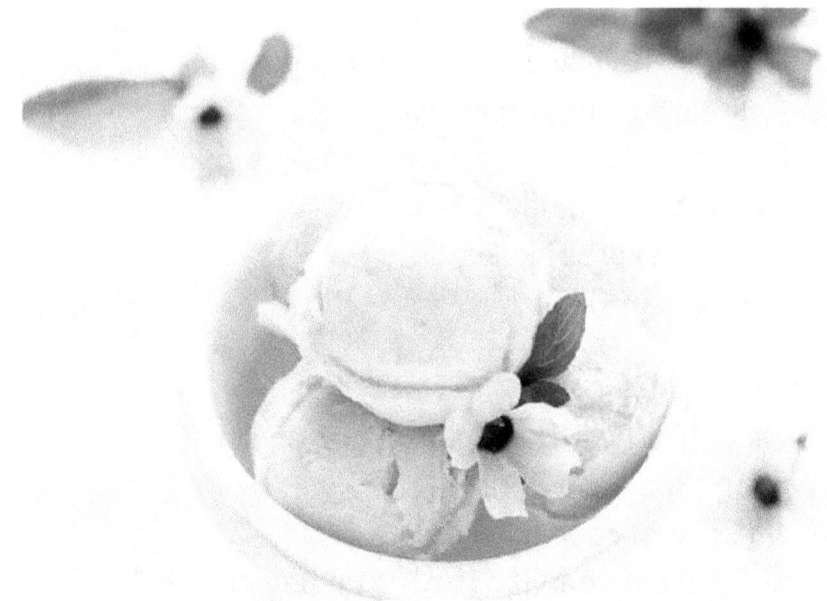

Gerir: 6

Hráefni:
- 14 aura dós af kókosmjólk
- 1 bolli frosnir ananasbitar, þiðnaðir
- 4 bollar frosnar bananasneiðar, þiðnar
- 2 matskeiðar ferskur lime safi
- klípa af salti

LEIÐBEININGAR:
a) Klæðið glerform með plastfilmu.
b) Blandið öllu hráefninu þar til það er slétt.
c) Fylltu tilbúna pottréttinn jafnt með blöndunni.
d) Áður en borið er fram skaltu frysta í um 40 mínútur.

97. Avókadóbúðingur

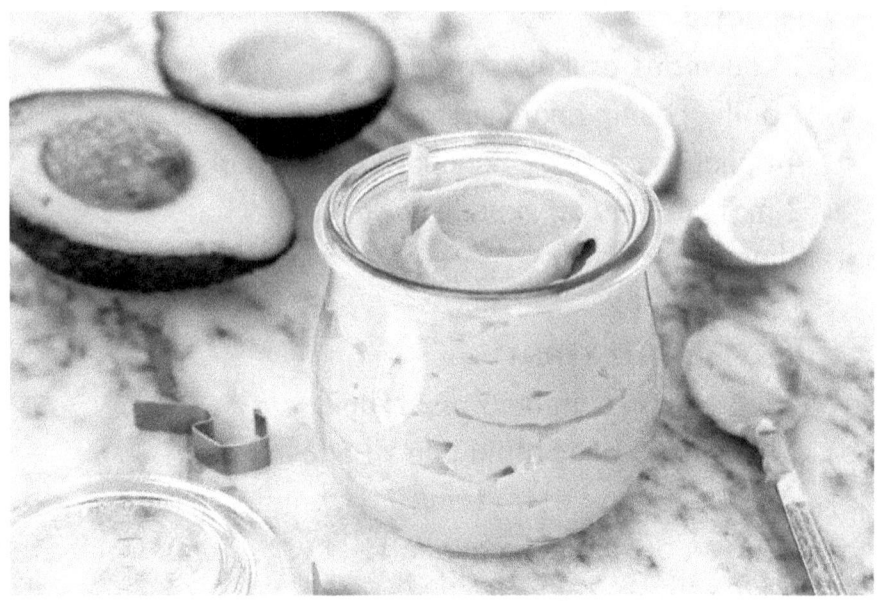

Gerir: 4

Hráefni:
- 2 bollar bananar, skrældir og saxaðir
- 2 þroskuð avókadó, afhýdd og saxuð
- 1 tsk lime börkur, fínt rifinn
- 1 tsk sítrónubörkur, fínt rifinn
- ½ bolli ferskur lime safi
- ⅓ bolli hunang
- ¼ bolli möndlur, saxaðar
- ½ bolli sítrónusafi

LEIÐBEININGAR:
a) Blandið öllu hráefninu saman þar til slétt.
b) Hellið músinni í 4 skammtaglös.
c) Geymið í kæli í 2 klukkustundum fyrir framreiðslu.
d) Skreytið með hnetum og berið fram.

98. Chili og valhneturúllur

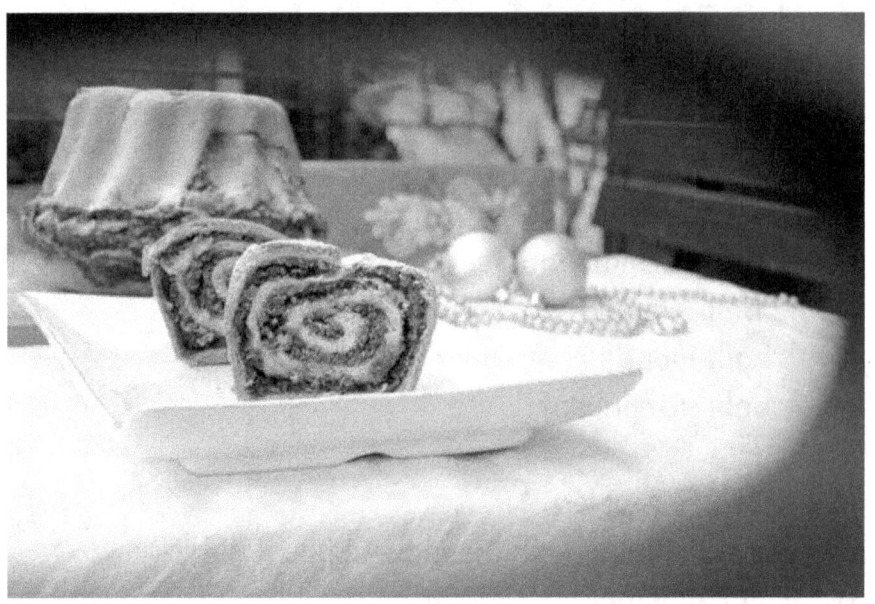

Gerir: 2-3 skammta

Hráefni:
- 2 gulrætur, saxaðar
- 1 matskeið sítrónusafi
  - 5 blöð af nori, skorin í langar ræmur
- 1½ bolli valhnetur
- ½ bolli súrkál
- 5 sólþurrkaðir tómatar, lagðir í bleyti
- ¼-½ ferskur chili
- ½ bolli oregano, ferskt
- ¼ rauð paprika

LEIÐBEININGAR:

a) Í matvinnsluvél, púlsaðu valhneturnar þar til þær eru grófsaxaðar.
b) Blandið gulrótum, sólþurrkuðum tómötum, chili, oregano, pipar og sítrónu saman við.
c) Fylltu skál hálfa leið með dýfingunni.
d) Bætið 3 matskeiðum af hnetadýfa og súrkáli út í ræma af nori.
e) Rúllaðu því upp.

99. Heilandi eplakaka

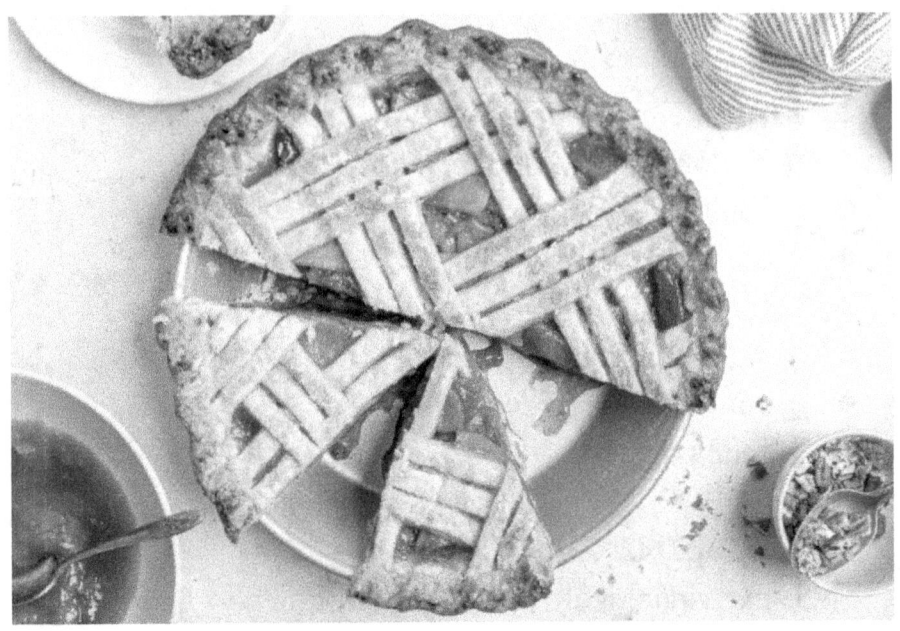

Gerir: 8

Hráefni:
FYRIR EPLIN:
- 8 epli, kjarnhreinsuð, afhýdd og skorin smátt
- 16 matskeiðar kókossykur
- 2 matskeiðar maísmjöl
- 1 tsk vanilluþykkni
- 1 tsk kókosolía
- 1 tsk malaður kanill
- Klípið sjávarsalt eftir smekk

FYRIR sætabrauðið:
- 1¼ bolli malaðar möndlur
- ¼ bolli kókosolía
- 1¼ bollar glútenlaust hveiti
- Vatn, eftir þörfum

LEIÐBEININGAR:
FYRIR EPLIN:
a) Setjið eplin, kókosolíu, kókossykur, vanillu, kanil og salt á pönnu með loki.
b) Látið malla við lágan hita, hrærið af og til, í um 20 mínútur.
c) Leysið maísmjölið upp í örlítilli skvettu af vatni í lítilli skál.
d) Bætið maísmjölinu og vatnsblöndunni saman við og blandið vel saman.
e) Þegar eplin hafa þykknað skaltu slökkva á hitanum.

FYRIR sætabrauðið:

f) Hitið ofninn í 180 gráður á Celsíus.
g) Blandið öllu hráefninu saman í stóra skál ásamt vatni þar til það myndar þétt deig.
h) Skiptið deiginu í tvennt og bætið helmingnum í smurt tertuform. Notaðu fingurna til að þrýsta því varlega þvert yfir botninn og upp á hliðar fatsins.
i) Leggðu smjörpappírsörk á borð og notaðu kökukefli til að rúlla út afganginum af deiginu í hringlaga form sem er nógu stórt til að hylja bökuna.
j) Þegar þú hefur þetta tilbúið skaltu flytja eplablönduna yfir í bökubotninn.
k) Settu nú efsta lagið af sætabrauðinu ofan á bökubotninn.
l) Notaðu fingurna til að festa efsta lagið af skorpunni ofan á skorpuna með því að þrýsta niður á alla kanta í kringum bökuna og ganga úr skugga um að þeir séu almennilega lokaðir.
m) Notaðu hníf til að búa til litla rifu í miðju efst á bökubotninum.
n) Bakið í um það bil 30 mínútur, þar til deigskorpan er orðin þétt viðkomu og gullinbrún.

100. Kókos- og appelsínuvatnsmakrónur

Gerir: 14

Hráefni:
- 3 bollar ósykrað rifin kókos
- 4 matskeiðar óhreinsað reyrsíróp
- 4 matskeiðar kókosolía, brætt
- 1 tsk appelsínublómablómavatn
- Ristar möndlur, til að bera fram

LEIÐBEININGAR:

a) Peytið kókoshnetuna í matvinnsluvél þar til hún er brotin niður í mjög litla strimla. Látið smá áferð.

b) Bætið sírópinu, olíunni og blómavatninu út í. Blixið þar til það hefur blandast vel saman.

c) Setjið blönduna í skál og setjið í frysti í 5-8 mínútur. Þetta mun leyfa kókosolíu að harðna svo þú getir unnið með blönduna.

d) Á meðan þú bíður skaltu bæta 10-12 möndlum í matvinnsluvélina og brjóta þær niður í litla bita.

e) Bætið 2 tsk af kókosolíu á pönnu og hitið við lágt-miðlungs, bætið hnetum við og ristið í nokkrar mínútur þar til ilmandi.

f) Prófaðu kókosdeigið til að sjá hvort það haldist saman þegar þú kreistir lítið magn í lófann. Ef þú ert tilbúinn skaltu kreista í litlar kúlur með höndunum. Blandan er viðkvæm.

g) Setjið kúlurnar á framreiðslufat og toppið með appelsínusultu og ristuðum möndlum.

NIÐURSTAÐA

Þegar við ljúkum ferð okkar í gegnum "GLÆÐA HÚÐ ELDHÚÐIÐ," vonum við að þú hafir uppgötvað umbreytandi kraft næringar og húðumhirðu sem virkar í sátt. Hver uppskrift á þessum síðum er fagnaðarefni hinnar geislandi, heilbrigðu húð sem verður til af því að næra líkamann með heilnæmum hráefnum og mataræði.

Hvort sem þú hefur tekið andoxunarpökkuðum smoothies, dekrað við þig í kollagenhvetjandi salötum eða gleðst yfir omega-3 ríkum réttunum, þá treystum við því að þessar 100 uppskriftir hafi veitt þér innblástur til að forgangsraða vellíðan húðarinnar með matnum sem þú hefur gaman af. . Fyrir utan innihaldsefnin og tæknina gæti hugmyndin um GLÆÐA HÚÐ ELDHÚÐIÐ orðið lífsstíll - nálgun sem viðurkennir tengslin milli þess sem þú borðar og fegurðarinnar sem geislar innan frá.

Þegar þú heldur áfram að kanna heim húðumhirðu með næringu, megi "GLÆÐA HÚÐ ELDHÚÐIÐ" vera traustur félagi þinn og leiðbeina þér í gegnum ljúffengar og nærandi uppskriftir sem styðja ferð þína til hamingjusamrar, glóandi húðar. Hér er um að gera að tileinka sér samvirkni matar og húðumhirðu og njóta gleðinnar við að næra húðina innan frá og út. Skál fyrir glaðlegri og geislandi húð!

www.ingramcontent.com/pod-product-compliance
Lightning Source LLC
Chambersburg PA
CBHW071317110526
44591CB00010B/930